老けない血管になる腸内フローラの育て方

池谷敏郎

青春新書
PLAYBOOKS

はじめに

「太っている人の便からとった細菌を移植すると、やせていた人が太り始める」

「体質だけでなく、性格や〝うつ〟まで、腸内細菌が関わっている」

――といった話を、聞いたことがある方もいらっしゃるかもしれません。

腸内細菌についての新発見が相次いでいます。


この本を手に取ってくださった方が、健康やアンチエイジングのために、ふだん気をつけているのは、どんなことでしょう？

真っ先にあがるのは、「食事」ではないでしょうか。

体にいいものを食べる。とても大事なことです。

ただ、体にいいものが狙いどおりに体のなかで作用してくれるかは、「腸のコンディション」しだいです。せっかく〝いいもの〟を食べても、しっかり体内に吸収されるかは、腸のご機嫌しだい。ご機嫌ナナメなら、するりと腸を通り抜けて体外に出されてしまいます。

「腸のコンディション」とさらっと言いましたが、良い状態とはどういうことかというと、

「腸そのものに栄養がしっかりと行き渡り、活発なぜん動運動や消化・吸収ができる状態」です。

そしてそれは、腸の力だけでは手に入りません。なぜかというと、腸が一生懸命に消化した栄養は、直接、腸管にしみこんでいくわけではないからです。栄養は、腸管にびっしり張り巡《めぐ》らされている血管の中に入っていくのです。もっと細かく言うと、小腸の表面にある突起の内側を走っている毛細血管とリンパ管に入っていくのです。私たちが「吸収」と呼んでいたのは、このことなんです。

だから、腸を「チョー健康」にしようと思ったら、血管も健康にして、「栄養をしっかり吸収し、腸の細胞のすみずみまで栄養や酸素を行き渡らせてくれる血管」にするのが一番の近道なのです。これが「老けない血管」です。

いってみれば、腸は食べた物を分解・消化する〝工場〟のようなものです。良い製品をつくる工場です。それをお客様のもとにしっかり届けるのが、血管です。どんなに良い製品ができても、お客様のもとに届かなければ意味がないように、腸も血管もどちらも大事なのです。自転車の車輪のようなものですね。

腸は、管《くだ》です。血管も管です。私たちの体は、腸と血管という2つの「管」で養われていたのです。腸が不健康なら、血管も良い状態とは言えません。同じように、血管が「老けた状態」なら、腸のコンディションも落ちてしまいます（カバーのソデをご覧ください）。

この2つの管のコンディションを良くすれば、全身の細胞がイキイキとよみがえります。「老けない体」を手に入れることができるのです。

この本では、

腸と血管に〝より良い〟チーズは、ブルーチーズとカマンベールの、どっち？

など、2つの管を若返らせる、「クダクダ・コンディションアップ」のために大事なポイントや、無理せず、手間やお金をかけずにできる〝ひと工夫〟を紹介しました。

2つの管が変われば、全身の細胞が変わります。

全身の細胞が変われば、体調も、体質も、見た目も、すべてが良くなります。

体調、体質、見た目が変われば、人生が変わります。

池谷敏郎

目次

2章　その〝腸と血管〟では老化が進みます　①内臓脂肪

3章　その〝腸と血管〟では老化が進みます　②動脈硬化

4章 腸と血管が〝より若返る食べ方〟は、どっち？

5章　〝腸と血管〟が若返る！　池谷式エクササイズ

本文イラスト　池田須香子
カバーイラスト　n_eri／PIXTA（ピクスタ）
カバーソデ画像　PIXOLOGICSTUDIO/SCIENCE PHOTO LIBRARY,PIXOLOGICSTUDIO

1章

腸と血管が老化を決めています

全身を若く保つには、全身の37兆個もの細胞に酸素と栄養を運んでくれる「血管」を、若くしなやかに保つことが欠かせません。

最近になって、その血管の健康に「腸内フローラ」が深く関係していることがわかってきました。

血管と腸管という2つのクダが、私たちの健康のカギを握っているのです。

Q 1

腸内フローラって何ですか?

A 1

お腹《なか》の中にある〝もう一つの社会〟腸内細菌叢《そう》のことです

「腸内環境」「腸内フローラ」――。

最近よく耳にするワードです。

私たちの腸は、全長で7～9メートルほど。じつは身長の5～6倍あります。

その長い腸には、腸内細菌という異物が、なんと500～1000種類、100兆～1000兆個も暮らしています。全身の細胞は、近年の研究によると約37兆個なので、それよりも多い数の細菌が腸内には住んでいるのです。

しかも、いろいろな種類の腸内細菌がバラバラに棲《す》みついているわけではなく、種類ごとに群れをなして暮らしています。その様子が植物が群生しているのに似ている……ということで、「フローラ（花畑）」や「叢《くさむら》」という言葉を使って、「腸内フローラ」または「腸内細菌叢《そう》」と呼ばれています。

Q 2

なんで最近
よく聞くようになったの?

A2 腸内フローラが、健康も美容も性格も左右していると分かってきたからです

腸内フローラについての話題、最近、ちまたで増えていますよね。じつは医学界でも腸内フローラは大人気です。なぜなら、ここ数年で次々と新しい事実が明るみになってきているから。

従来、腸内フローラを調べるには、それぞれの菌を取り出して培養しなければいけませんでした。ところが、**「メタゲノム解析《かいせき》」**といって、腸内フローラのDNAをまるごと解析することができる手法が確立され、「私たちのお腹のなかにはどんな腸内細菌がいて、どんな働きをしているのか？」について、新事実がどんどん明らかになってきたのです。

これまで、腸内細菌に対するイメージと言えば、「腸内環境を整えると便通がよくなる」という程度だったと思います。ところが、各分野で研究が進むにつれて、あれもこれも腸内フローラがじつは関わっている、ということが分かってきたのです。

たとえば、腸内細菌のなかには**「デブ菌」「やせ菌」**とあだ名がつけられている菌もあります。太っているマウスとやせているマウスでは腸内フローラの傾向が違い、太っているマウスでは、普通のマウスに比べて「バクテロイデス門」というグループに属する腸内細菌が少なく、「ファーミキューテス門」というグループに属する腸内細菌が多いことが分かってきたのです。

ちなみに「門」というのは、生物を分類するときの単位の一つ。たとえば、猫は、「動物界→脊索《せきさく》動物門→哺乳綱→ネコ目《もく》→ネコ科→ネコ属」となります。なので、「門」はかなりざっくりとした単位です。

さて、さらにこんなことも分かってきました。太ったマウスと普通のマウスの腸内細菌をそれぞれ無菌のマウスに移植すると、太ったマウスの腸内細菌を移植されたマウスは、普通のマウスの腸内細菌を移植されたマウスよりも、体脂肪が増加したのです。このことは、人を対象にした研究でも報告されています。

太っている人の便（便から水分を取り除くと、およそ3分の1は腸内細菌だと言われています）を移植された人が、急に太ってしまったのです。

よく「太りやすい体質」「太りにくい体質」と言いますが、その体質を決めるカギは腸内フローラにあったということです。

腸内フローラがカギを握っているのは、体質だけではありません。じつは性格まで腸内フローラで変わるという報告も、次々と出てきています。

太ったマウスの腸内細菌を移植されたマウスが太ったのと同じように、ある実験では、臆病な性格のマウスと大胆な性格のマウスの腸内細菌を入れ替えたら、性格も変わったそうです。ここで、「臆病」「大胆」をどうやって測っているのかというと、高さ5センチの台から降りるまでにかかる時間です。すぐに降りるマウスは大胆、降りるまでに時間がかかるマウスは臆病というわけです。

この実験では、臆病なマウスの腸内細菌を移植された〝元・大胆マウス〟は、活発なマウスの腸内細菌を移植された〝元・臆病マウス〟よりも、台から降りるまでに時間がかかるようになりました。つまり、大胆か臆病かという性格まで、腸内フローラの影響を受けているということです。

そのほか、**ストレスに対する感受性やうつ病、がん、糖尿病、動脈硬化などの病気、さらには肌のシワにまで、腸内フローラが関わっていることが分かってきています。**

Q
3

良い腸内フローラと悪いフローラ、どこが違う?

A3 「善玉菌」「悪玉菌」「日和見菌《ひよりみ》」の比率が違います

私たちの健康、美容、心を守るには、腸内フローラが大切だということが分かったところで、気になるのが「良い腸内フローラと悪い腸内フローラは何が違うのか？」でしょう。

簡単に言えば、「善玉菌・悪玉菌・日和見菌のバランス」と、「多様性」で決まります。

100兆〜1000兆個もある腸内細菌は、その働きによって、「善玉菌」「悪玉菌」「日和見菌」の3つに分けられます。私たちの体にとって良い働きをしてくれるのが善玉菌、良くない働きをするのが悪玉菌、どちらでもないのが日和見菌です。

善玉菌の代表が、ご存知の「ビフィズス菌」や「乳酸菌」。どんな良いことをしてくれているのかと言えば、主に次のような働きがあります。

・腸内を酸性に保ち、悪玉菌が増えるのを抑える

・腸のぜん動運動を活発にして、病原菌を撃退する
・免疫力を上げる
・消化、吸収を助ける
・ビタミンをつくる

一方、悪玉菌の代表は「ウェルシュ菌」や「大腸菌」で、次のような害を体に及ぼしています。

・腸内をアルカリ性に傾かせる
・腸内のたんぱく質や脂肪を腐敗させる
・悪臭のある物質をつくる
・発がん物質などの有害な物質をつくる

もう一つの日和見菌はと言えば、長いものに巻かれるタイプです。その働きはいまひとつ明らかになっていませんが、善玉菌優勢のときには善玉菌の味方をし、悪玉菌優勢のときには悪玉菌に肩入れしてしまうようです。

善玉・悪玉・日和見の割合は、「2：1：7」が理想と言われています。

いちばん多いのは日和見菌ですが、悪玉菌よりも善玉菌を増やすことが、腸内フローラを改善するいちばんのポイントです。そうすると、私たちの体にとってプラスになる働きをしてくれます。

さて、もう一つのポイントは多様性です。つまり、**腸内細菌の種類や量が多いほうがいい。**糖尿病やがんなど、複数の病気で、腸内細菌の多様性が低下することが報告されています。

Q1の解説で、「腸内フローラはお腹の中にある〝もう一つの社会〟」と書きましたが、善玉菌も悪玉菌も日和見菌も、それぞれが助け合いながら暮らしています。いろいろな種類の腸内細菌がたくさんいたほうがバランスも良くなり、全体のパフォーマンスも上がるのでしょう。

Q 4

体質も病気のなりやすさも遺伝ですでに決まってる?

A4 一卵性双生児でも、腸内フローラは大きく違います。腸内フローラが変わると、遺伝の影響も変わります

同じような食事をしているのに、夫の体重は増えず、自分ばかりがすぐに太る。同じ年齢でもシワが目立つ人もいれば、若々しい肌の人もいる。がんになる人もいれば、ならない人もいる――。

それもこれも「遺伝だから仕方ない」と、あきらめていませんか？

確かに体質にしても、見た目にしても、病気になる・ならないにしても、遺伝も関わっています。それは否めません。でも、最近の研究で、遺伝で決まることは一部で、大部分は後天的な要素によって決まることがわかってきました。

というのは、遺伝子の情報が発現するかどうかは、「環境」によって変わってくることがわかってきたのです。ちなみに、そのことを**「エピジェネティクス」**と言います。

たとえば、がんにしても、**「うちはがん家系だから」などと言われることがありますが、**

実際は純粋に遺伝でなるがんは全体の5％ほどです。「親が胃がんで、自分も同じ胃がんになった」といった話はよく耳にするかもしれませんが、その多くは、親が感染していたピロリ菌が幼少期に子にうつるとともに、塩分の多い食事を好む食習慣が似ているために起こってしまった可能性が高いのです。

心筋梗塞《こうそく》や脳卒中にしても同じ。遺伝的になりやすい体質もありますが、それよりも多いのは、似た食習慣、似た生活習慣が家族に同じ病気をもたらしてしまうということなのです。

そうした後天的な〝環境〟のなかでも最近注目されているのが、腸内環境です。

ここで、おもしろい研究を紹介しましょう。一卵性双生児を対象にした研究です。

腸内フローラは一人ひとり違っているのですが、赤の他人の2人よりも母親と子どものほうが似ていて、母子よりもさらに双子のほうが似ていると言われています。ところが、そんな二人でも、大人になるにつれて、片方は太って、片方はやせたままなど、違いが出てくることがありますよね。

そこで、片方は太っていて片方はやせている一卵性双生児のペアを集めて腸内フローラを調べたところ、**一卵性双生児であっても腸内フローラが大きく異なっていたのです。**

一卵性双生児は、一つの受精卵が分裂して生まれた兄弟・姉妹なので、遺伝子は同じはずです。生まれてから離乳期を過ごすまでの環境もほぼ同じでしょう。

ところが、一方は太り、一方は太らなかった。

これは、後《のち》の二人の食の好みや運動習慣が異なったためと考えられます。

興味深いのは、二人の腸内フローラが異なっていたという点です。この違いは、主に食習慣が異なることから生じた可能性が高いのですが、こうして後天的につくられた異なる腸内フローラによって、健康状態にさまざまな違いが出てくることになるのです。

ということは、遺伝だけでは決まらないということでしょう。腸内フローラを変えることで、体の状態を良い方向に変えることができるのです。

Q 5

何を食べるかで、腸内フローラは変えられる?

A5 ベースができるのは離乳期ですが、善玉菌・悪玉菌の割合は刻々と変わります

外見が一人ひとり違うように、腸内フローラも一人ひとり違います。

では、どうやって腸内フローラはできるのでしょうか？

生まれる前、お母さんの体内にいる間は、じつは無菌で腸内細菌は一匹も棲みついていません。産道を通って生まれ出てくるときに、母親の膣内にいる細菌が口や鼻から入ってきて、腸内フローラの形成がはじまるのです。

だから、自然分娩《ぶんべん》で生まれた赤ちゃんのほうが、お母さんの腸内細菌を受け継いでいます。その後、母親をはじめとした家族や医療関係者との接触、あるいは食べたもの、生活環境のなかでいろいろな細菌と触れ合うことで、腸内に棲みつく菌も増えていきます。

赤ちゃんって、いろいろなものを手に取ってなめたり、口に入れちゃったりしますよね。そうやって腸内細菌候補が集まっていくのです。ただ、口から入ってきた細菌がすべてその人の腸内細菌として定着するわけではありません。ちゃんと選んでいるそうです。

そして離乳期のころには、その人のオリジナルの腸内フローラができあがります。その

ときにできあがった腸内フローラがベースになり、腸内細菌の種類は一生ほぼ変わらないそうです。

こう書くと、「え？　腸内フローラは離乳期までに決まっちゃうの？」と、がっかりされたかもしれません。でも、肩を落とすのはまだ早いですよ。

物心がつくだいぶ前、自分ではどうしようもないところで腸内フローラはすでにできあがっているわけですが、必ず良いものももらっています。

たとえば、幼少期にペットと暮らしていた人ほど、アレルギーが出にくいという報告があります。その一因として、ペットと触れ合うことでアレルギーを抑えてくれる善玉の腸内細菌をもらうからと考えられていますが、その菌がない人が不幸かというとそうとも限りません。

その菌をもらっていない代わりに、ほかの良い腸内細菌をもらっているはずだからです。

たとえば、ある腸内細菌は「エクオール」という物質をつくるのですが、これは女性ホルモンに似た構造をしていて、肌の健康を保ったり骨密度の低下を抑えたり、女性ホルモンの働きをサポートしてくれています。

ところが、このありがたいエクオールをつくってくれる腸内細菌は、誰でも持っているわけではありません。持っている人と持っていない人がいる。だいたい2人に1人だそうです。だから、前述のアレルギーを抑えてくれる腸内細菌は持っていなくてもエクオールを作ってくれる腸内細菌は持っているかもしれないし、その逆かもしれません。

ここに挙げたのはほんの一例ですが、そんな風に、悪いところもあれば良いところも絶対にあるものです。それに何より、**離乳期に腸内フローラのベースは決まるとはいえ、「いかに善玉の腸内細菌を増やしていくか」は、その後の生活しだいです。**

先ほど、「太っているマウスとやせているマウスでは腸内フローラの傾向が違う」と紹介しましたよね。このことは人でも同じですが、さらにこんなことも分かっています。

太っている人が食事に気をつけて体重を減らしたら、腸内フローラも良い方向に変わったのです。つまり、生活習慣しだいで変えられるということ。しかも、たった一日のなかでも刻々と変化しているとも言われています。

花壇に同じ種をまいても、同じように芽が出て花が咲くとは限りませんよね。肥料を与えたり、定期的に水やりをしたり、ちゃんと手入れをしなければ育たない。腸内フローラもそれと同じで、**最初に植えた種（腸内細菌）は同じでも、その後の手入れ（食生活などの生活習慣）しだいで、どんなお花畑になるかは変わります。**

Q 6

乳酸菌、ビフィズス菌をとっていれば大丈夫？

A6 善玉菌をとるだけでなく、善玉菌が育つ環境が大事です

食生活で腸内フローラは変わる。悪玉菌よりも善玉菌を増やすことが大事――。そう聞けば、真っ先に思い出すのが、「乳酸菌」や「ビフィズス菌」ではないでしょうか？

乳酸菌もビフィズス菌も、善玉菌です。

よく「生きた乳酸菌、ビフィズス菌が腸まで届く」とうたったヨーグルトや乳酸飲料、サプリメントが売られていますよね。それらを見て、「生きた善玉菌が腸まで届いて、定着してくれるのかな」と思った方もいるでしょう。残念ながら、それはありません。たとえ生きたまま腸に届いても、そのまま定着することはないのです。

ただし、意味がないわけではなく、腸まで届いた乳酸菌やビフィズス菌は、腸管に良い刺激を与えて、善玉菌を増やす方向に働きかけてくれます。ちなみに、それは死んだ菌でも同じです。腸に届くときに生きていても死んでいても、効果はほぼ変わらないのです。

また、善玉菌を増やす方法は、善玉菌をとる以外にいろいろあります。「善玉菌が喜ぶ環境をいかに整えるか」が大事なのですが、その方法はおいおい説明しましょう。

Q
7

腸の中だけ良くなっても しょうがないんじゃない？

A7 腸に栄養を届けるのも、全身に栄養を届けるのも「血管」です

ここまで腸内フローラの話を中心にしてきましたが、そろそろこの本の〝もう一人の主役〟である「血管」の話をしましょう。

そもそも私たちの体を構成している37兆個といわれる細胞に、酸素と栄養を送り届けているのは、全身にくまなく張り巡らされている血管です。だから、全身を若く保つには血管が大切なのは言うまでもありません。

腸と血管の関係は、「工場」と「流通」「運搬」のようなものです。 工場でどんなにいい製品ができても、それを欲している私たちの手元に届かなければ満足は得られませんよね。

それと同じで、全身の細胞を喜ばせるには、腸と血管の両方が大事なのです。

腸（工場）で、食べ物から大切な栄養素をとり込んでも、また、善玉の腸内細菌が体にいいものを作りだしても、運び役の血管が全身の細胞に届けてくれなければ、効果は発揮されません。

それから、最近、腸や腸内細菌の働きが注目されているなかで、忘れられがちな視点が

あります。それは、**腸のコンディションを支えているのは血管だということです。**

腸は、小腸と大腸を合わせて7～9メートルほどの長さの管です。食べ物の吸収を主に担っているのは小腸のほうで、その小腸の内側には、たくさんのひだがあり、その表面は「絨毛《じゅうもう》」という無数のこまかい突起で覆われています。表面積を大きくすることで、栄養素を吸収しやすくしているのです。ちなみに、小腸の内側を平らに広げると、テニスコート1面分ほどになります。

広い腸の壁に栄養を送り届けているのが、血管なのです。「はじめに」でも記しましたが、「小腸で栄養を吸収する」とはいえ、腸の中から腸の壁に直接、栄養がしみこんでいくわけではありません。栄養は、腸管に張り巡らされている血管（細かくいうと、小腸の表面にある突起の内側を走っている毛細血管とリンパ管）の中に入っていくのです。

「テニスコート」を覆う芝が「腸」だとすると、地面・土が血管ということになります。土の状態が良くないと、良い芝は育ちません。どこかから良い芝を持ってきて植えても、土が健康でなければ、すぐに芝はしおれてしまうでしょう。私たちの腸と血管も、これとまったく同じような「持ちつ持たれつの関係」にあるのです。

ここで、カバーのソデ部分のイラストをもう一度見てください。腸に絡みつくように無数の血管が伸びています。腸も臓器なので、血管によって養われているのです。

「腸内細菌が大事」と言われると、つい、腸の中の環境を良くすることばかりに注目し、「腸内環境が良くなれば腸が元気になる」と考えてしまいますが、血管が元気でなければ腸は元気でいられません。

逆も然りです。腸が元気でなければ、血管も元気になりません。

たとえば、血管にいいと言われるものを食べても、それがきちんと腸で吸収できるように分解され、腸で吸収されて、血管に入ってくるかどうかは、腸のコンディションしだいだからです。腸のコンディションが悪ければ、いくら大切な栄養素でも吸収されずに、便となって体外に排出されてしまいます。もったいないですね。

逆に、腸のコンディションが良ければ、吸収率が上がり、大切な栄養素がきちんと血管に入ってきて効力を発揮するようになります。

血管の状態が良ければ腸も元気になり、腸が元気になれば血管もさらに良くなる。血管と腸管という〝管《クダ》つながり〟の2つが、持ちつ持たれつの関係を保ちながら、全身の細胞を養っています。

腸の中だけ良くなってもダメ。「腸と血管」という両方のケアが欠かせません。

Q 8

便移植っていうのがあるって
聞いたけど、
やってみてもいいのかな？

A8 便移植は整形手術の領域です

「便移植」という言葉、聞いたことはありますか?

臓器移植とは、心臓や肝臓、腎臓などの重要な臓器が機能しなくなったときに、第三者から健康な臓器をもらって機能を回復させるという治療法です。ほかの治療法では回復が望めないときに行われます。

では、便移植とは?

名前のとおり、便を移植してもらうという治療法です。ただ、便移植で移植したいのは、便そのものというよりも、腸内フローラです。つまり、健康な人の便を病気の患者さんの腸内にまき散らすことで、健康な腸内フローラを移植しようというもの。

便移植では、腸内フローラを一つの臓器のように捉《とら》えているのです。

はじめて「便移植」の話を知った方は、かなり衝撃かもしれません。そして、一度聞いたら忘れられませんよね。

実際、いくつかの病気で、すでに治療が行われています。たとえば、クローン病や潰瘍《かいよう》性大腸炎などの難治性の腸の病気や、「クロストリジウム・ディフィシル感染症」という死亡率の高い感染症などでは、ほかの治療法では良くならなかったり、再発してしまう場合に、日本でも便移植を行っている病院があります。


ところで「Q2」の解説で、「太った人の便を移植された人が太ってしまった」という話を紹介しました。そのことを思い出して、「やせるには、やせた人の便を移植すればいいのでは？」と思った方もいるでしょう。

それはちょっと安易すぎるかもしれません。

臓器移植が最後の手段として行われるように、難病の治療であっても、他の治療法では良くならないときに候補に上がるのが便移植です。

また、腸内フローラは一人ひとり違っていて、病気のなりやすさだけではなく、性格や体質にまで幅広く影響を与えていると紹介しましたよね。ということは、腸内フローラを取り換えるということは、ただやせるだけではなく、「あなたらしさ」まで失ってしまう危険性があります。

便移植は、言ってみれば美容整形のようなものです。まったく違う自分になりたい人はいいのですが、「自分らしくいつまでも健康でいたい」という人にはおすすめできません。

難病の治療は別として、健康やアンチエイジングのためには、生まれた直後につくられた腸内フローラをいかして、日和見菌たちが善玉として働くように努めてほしい。与えられたものを最大限にいかすことで、体は変わるのですから。

Q
9

すごく体力がある人や
風邪なんてひかない人には
どうやってもかなわない？

A9 誰でも逆転を起こせます。だからあきらめないで！

「便移植でまったく違う自分をめざすより、生まれた直後につくってもらった腸内フローラを最大限にいかしましょう」と言うと、こんなつぶやきが聞こえてきそうです。

「最大限にいかしても、もともと良いものを持って生まれた人にはかなわないのでは？」

そう思ってしまう気持ちはわかります。

でも、そんなことはありません！　〝逆転劇〟は必ず起きるんです。

たとえば、先ほど、お肌を若く保ってくれる「エクオール」という物質をつくってくれる腸内細菌を持っている人と持っていない人がいると紹介しました。単純に考えれば、その腸内細菌を持っている人のほうがいつまでも若々しくいられるはずですが、その人が不摂生を続けていたら、いつのまにか腸も血管も老化が進んでしまって、お肌の細胞に届く栄養も不足しがちになり、若々しいどころか、年齢以上に老けて見えるようになるでしょう。

「裕福な家庭に生まれた子どもが、親の財産を使い果たす」というケースに似ていますが、不摂生をしていれば最終的には生まれつき持っていたアドバンテージを使い果たし、ゼロどころかマイナスになってしまうのです。

男女の〝逆転劇〟もあります。

血管の老化は、じつは男性のほうが早くから進みやすいのです。なぜなら女性は、女性ホルモン「エストロゲン」によって、老化から守られているから。

エストロゲンには、悪玉コレステロールや中性脂肪を減らす働き、血圧を安定させる働きがあります。だから、エストロゲンの分泌が多い間は、血管が老化しにくい。実際、同年代の男女を比べると、女性の血管のほうが10〜20歳若いと言われています。

男性の場合、まだ働き盛りの40歳前後から、脳卒中や心筋梗塞などの血管の病気で倒れる人が少なくありませんが、女性にはあまりいません。それは、子どもを産むという大事な仕事を託されている女性を守るために、神様が授けてくれたプレゼントなのでしょう。

ところが、更年期にさしかかりエストロゲンの分泌が減ってくると、それまで受けていた恩恵がなくなってしまうため、老化が進んでしまいます。もしも、そのときにタバコを吸ったり、不摂生を続けていれば、血管の老化スピードはさらに加速するでしょう。

ですから、**更年期を過ぎたら、エストロゲンに守られていた頃と同じ生活をしていてはいけないのです。**

といっても、急に生活習慣を改めるのは難しいでしょうから、若いうちから気をつけるに越したことはありません。

どんなに良いものを持って生まれてきても、不摂生を積み重ねれば、そのしわ寄せはまず腸と血管に表れます。

でも、うれしいことに、いったん老化した腸も血管も、若返らせることができます。「腸内フローラは、食生活や生活習慣により、たった一日の間でも刻々と変化している」と書きましたが、血管も、悪い生活習慣を改めれば、すぐに効果が現れます。

血管と腸管……管は、いわば履歴書のようなもの。

日々の生活にどれだけ気を配っているかが、如実に表れます。

Q 10

節制してきたのに、健診ではやっぱり異常値が…どうすればいい？

A10 数値は異常でも、管は知っていますから悲観しないでください

自分では生活に気をつけているつもりなのに、検査値が良くならない。だったら、好きなものを食べて好きなように暮らしたって一緒じゃないか！

そんな風に投げやりになってしまうときもあるかもしれません。でも、異常値には「ほめられるべき異常値」と「注意されるべき異常値」があります。

たとえば、先天的に血糖値が上がりやすい人は、〝優等生の生活〟を続けてもやっぱり血糖値が高くなるもの。でも、気をつけているからこそ、今の数値ですんでいるのです。

前項で「管は履歴書」と書きました。超音波検査で動脈の状態をみると、生活習慣に気を配っている人は、たとえ血糖値がやや高くても、血管の老化はそれほど進んでいません。

同じ血糖値でも、もともと上がりやすい体質なのか、上がりにくい体質なのに不摂生で高くなっているのかで、意味は違ってきます。どちらが「ほめられるべき」で、どちらが「注意されるべき」かは一目瞭然ですよね。数値が正常値にならなくても悲観せず、気をつけているからこそ、管の老化から免れていることを忘れないでください。

2章

その“腸と血管”では老化が進みます
①内臓脂肪

ぽっこりお腹は、見た目以上に血管と全身を老けさせる

30代、40代あたりから油断をすると、つい増えてしまうお腹まわりの脂肪。

久しぶりに会った知り合いに「あれ、なんだか貫禄がつきましたねー」なんてやんわりと指摘されて、「そうなんですよー」と笑いながらもちょっとショック……なんてこと、ありませんか？

私も、結婚式まであと2カ月というころに、妻の友人から「ぽっちゃりしていますね」と言われてしまい、ひどく傷ついたことがあります。

ぽっこりお腹の正体は、「内臓脂肪」です。

女性はもともと女性ホルモンの影響で、「皮下脂肪」のほうがつきやすく、男性に比べて内臓脂肪はつきにくいのですが、年齢が高くなって女性ホルモンが減ってくると、内臓脂肪もつきやすくなってきます。「そういえば、だんだんウエストまわり、下腹が気になってきた」という方、少なくないのではないでしょうか。

内臓脂肪がたまり、お腹がぽこっと出てくると、見た目がすっかりオジサン、オバサンになってしまいますよね。ところが、この内臓脂肪、見た目だけの問題ではありません。見た目以上に、体のなかでは深刻な問題が進んでいます。

少し前まで脂肪というのは、体温をキープしたり、内臓を正しい位置に保ったり、外からの衝撃を和らげるクッション役であるとしか認識されていませんでした。ところが、余計な脂肪は体にいろいろな悪さをすることが分かってきました。

というのは、脂肪は単なるクッションのような存在ではなく、じつはいろいろな物質を分泌して、体にさまざまな指令を出しているのです。

①食欲を抑える「レプチン」
②血液中からブドウ糖の取り込みを促したり（血糖値を下げる）、傷ついた血管を修復する「アディポネクチン」
③血液中からブドウ糖を取り込むのを抑制する「TNF‐α」「レジスチン」

④血管を収縮させる「アンジオテンシン」の原料となる「アンジオテンシノーゲン」
⑤血液をドロドロにする「ＰＡＩ－１」

これらはすべて脂肪から分泌されているものです。特に内臓脂肪はさかんに指令を出しています。そして、この①～⑤の物質のなかには、〝イイ奴〟と〝ワルイ奴〟がいますよね。①と②は食欲を抑えたり、血糖値を下げて血管を修復してくれるのでイイ奴、③～⑤は逆に血糖値や血圧を上げたり、血液をドロドロにするわけですから、増えてほしくないワルイ奴です。

ところが、内臓脂肪が増えると、見事にイイ奴の分泌は減って、ワルイ奴らの分泌が増えるのです。

つまり、**内臓脂肪型の肥満になると、高血糖、高血圧になりやすくなり、血栓もできやすくなってしまう。**

しかも、脂肪が過剰に蓄積されると、「遊離《ゆうり》脂肪酸」として血液中に放出されてしまいます。エネルギーとして活用されればいいのですが、活用されない分は、肝臓で中性脂肪やコレステロールに変換されて、また血管に戻ってくるのです。

そうやって、内臓脂肪が増えるのに伴って、血管のなかではブドウ糖も中性脂肪もコレステロールも増えていきます。たとえて言うなら、**〝使用済みの揚げ油〟が排水管を流れているようなものです。**当然、排水管（血管）は、詰まりやすく、傷つきやすくなってしまいます。

そんな状態が続いていると、やがて血管はしなやかさを失い、硬くなってしまうのです。さらに、血管の内側にコレステロールがたまっていくと、血液の通り道が狭くなっていき、血流が滞るようになっていきます。これが、「動脈硬化」です。動脈硬化については、3章で改めて説明しましょう。

さらに、血流が滞るということは、全身の37兆個もの細胞に酸素と栄養が十分に運ばれなくなるということですから、全身の細胞が飢餓状態になってしまいます。そうすれば、全身の老化につながることは容易に想像できますよね。

内臓脂肪が増えると、血液の状態が悪化し、血管が老化し、全身の細胞への酸素と栄養の供給がスムーズにいかなくなり、全身が老化する——。

〝ぽっこりお腹〟の陰では、血管と全身の老化が静かに進行しています。

肥満、高血糖、高血圧、脂質異常がそろうと突然死が近づく

内臓脂肪が増えると、血管にとって悪い指令ばかりが増えて、血圧、血糖値が上がり、血液がドロドロになる。なおかつ、脂肪が増えすぎると、脂肪細胞から遊離する脂肪まで出てきてしまい、血液中の中性脂肪が増えてＨＤＬ（善玉）コレステロールが減る――。

内臓脂肪が増えると、血管にとっては困ったことばかりが起きます。

ところで、ぽっこりお腹（内臓脂肪）、高血圧、高血糖、そして中性脂肪の増加とＨＤＬコレステロールの減少――と言えば、何か思い出すことがありませんか？

そう、メタボ（メタボリックシンドローム）です。

腹囲（おへその高さで測った胴回り）が「男性85センチ以上」「女性90センチ以上」で、

①「高血圧（上が１３０㎜Hg以上または、下が85㎜Hg以上）」

②「空腹時の高血糖（１１０㎎／dL以上）」

③「高・中性脂肪（150mg／dL）または低・HDLコレステロール（40mg／dL未満）」のうち2つ以上が当てはまると、メタボと診断されます。

メタボの怖さを物語る**「3倍の法則」**というもの、ご存知ですか？

健康な人に比べて、高血圧の人、高血糖の人、脂質代謝異常（高・中性脂肪や低・HDLコレステロール）の人、肥満の人は、それぞれ3倍、心筋梗塞や脳卒中などの「血管事故」を起こしやすいという法則です。

「3倍」というのはざっくりとした目安ではありますが、いろいろな研究結果から3倍前後高まることは間違いありません。ということは、「肥満＋高血圧＋高血糖＋脂質代謝異常」がそろうと、「3×3×3×3＝81」倍、血管事故が起こりやすいということ。ちなみに、タバコも3倍ほど血管事故のリスクを上げるので、前述の4つに喫煙が加わると、243倍です。恐ろしい数字です。

内臓脂肪が増える（＝太る）と、高血圧・高血糖・脂質代謝異常も自ずとついてきやすいわけですから、太るということは、見た目の問題だけではなく、血管事故につながる階段を1段ずつ、いえ、3段飛ばしして駆け上がっているようなものです。

〝エイリアン脂肪〟が心臓の外側から毒素を送る

内臓脂肪の怖さを紹介しましたが、脂肪と言えば、さらに恐ろしい話もあります。皮下脂肪、内臓脂肪に続いて「第3の脂肪」と呼ばれる脂肪があるのです。

脂肪は、通常、脂肪細胞のなかにたまります。皮膚《ひふ》の下に集まっている脂肪細胞が皮下脂肪、お腹の部分に集まっている脂肪細胞が内臓脂肪です。

脂肪細胞は、250億〜300億個あると言われていて、脂肪が増えると、一つひとつの脂肪細胞がパンパンにふくれていきます。それが「太る」ということです。

ところが、もっと脂肪が増えて、皮下脂肪にも内臓脂肪にも入りきらなくなってしまうと、行き場を失った脂肪は、心臓や肝臓、筋肉など、本来はつくはずのないところに居座るようになってしまう。これが、第3の脂肪です。本来いる場所ではないという意味で、**「異《い》所性《しょせい》脂肪」**と呼ばれます。

異所性脂肪の怖いところは、ただ「いるべきところではない場所にいる」だけではなく、余計な毒素を出して、その臓器にダメージを与えることです。

たとえば、「肝炎《かんえん》」と聞くと、お酒の飲みすぎというイメージがあるかもしれませんが、お酒を飲まない人でも肝炎になることがあります。それを、「非アルコール性脂肪肝炎」と言うのですが、この原因がまさに肝臓についた脂肪です。

肝臓に余計な脂肪がたくさんつくと、肝臓の細胞が弱って死んでしまいます。それを、免疫細胞の一つである「マクロファージ」が取り囲んでパクパクと食べ続けているため、炎症が続き、非アルコール性脂肪肝炎になるのです。

肝炎は放っておくと、肝硬変、肝臓がんと進みます。そのはじまりが、脂肪なのです。

さらに、心臓のまわりについた異所性脂肪は、もっと怖い存在です。

まず、心臓に酸素と栄養を送っている冠動脈に、細い血管を伸ばします。

一方で、免疫細胞の一つである「マクロファージ」から見れば、本来はつかないところに余計な脂肪がついているわけだから、「見慣れない怪しいヤツがいる！」と、毒素を出して脂肪を溶かそうとするのです。

マクロファージは良かれと思ってやっつけようとするわけですが、結果的には、異所性脂肪は、冠動脈へと伸ばした細い血管からじわりじわりと毒素を送り込んでしまい、冠動脈の老化を進めます。そして、最悪の場合、狭心症や心筋梗塞を起こして突然バタッと倒れて帰らぬ人に……ということもあるのです。

しかも、冠動脈の内側から進行する老化に比べて、冠動脈の外側から毒素を送り込まれることで進行する、こうした老化は、進行が速いとも言われています。背後から急に襲いかかってくる怖い存在——ということで、**「エイリアン脂肪」**と呼ばれています。

昔、やせていた人ほど要注意

こうした異所性脂肪は、皮下脂肪にも内臓脂肪にも蓄えられなくなったために、本来はつかないはずの場所につくわけですから、よっぽど太っている人につく脂肪なのだろう、とお思いかもしれません。ところが、そうとも言い切れません。

いちばん危ないのは、昔は太っていなかったのに、大人になってから太った人です。

昔から太っていた人は、もともと脂肪細胞の数が多く、脂肪を蓄える場所がたくさんあります。脂肪の〝棚〟がたくさんあるので、体も大きくなりますが、脂肪は一応ちゃんと棚に入っているわけです。

一方で、昔はやせていた人というのは、昔から太っていた人に比べて脂肪細胞の数が少ない。脂肪を蓄える〝棚〟が少ないので、そこまで太っているようには見えなくても、すぐに容量がいっぱいになって、余計な場所についてしまうのです。それが、肝臓で炎症を起こしたり、エイリアン脂肪となって心臓に毒素を送ったりするというわけです。

内臓脂肪にしても、異所性脂肪にしても、皆さんが思っていた以上に恐ろしい存在だったのではないでしょうか。

ただ、安心してください。これらの脂肪は、つきやすいけれど、取れやすい脂肪です。

「どうやったらいなくなるのか」と言えば、やっぱり大事なのは食事と運動です。特に脂肪としてたまりやすい炭水化物を控えることと、脂肪を燃焼してくれる有酸素運動が欠かせません。具体的に「どんな食事、運動がいいのか」を先に知りたい方は、4章、5章から読んでください。

炭水化物、たんぱく質、脂質…何を食べても脂肪になる

内臓脂肪、異所性脂肪の怖さがわかったところで、どうして脂肪は増えるのでしょう？当然、たくさん食べているからですよね。

ここで、口から摂《と》りいれた食べ物はどのような経路をたどるのか、ざっと説明しましょう。

歯で噛み砕かれて唾液で柔らかくなった食べ物は、スルッと数秒で「食道」を通り抜けて「胃」に送り込まれます。胃は、胃液をたくさん出してドロッとした粥《かゆ》状にして、少しずつ「小腸」の「十二指腸」に送り込みます。

十二指腸では、すい臓から「すい液」が、胆《たん》のうから「胆汁」が分泌され、それらと混ぜ合わされて、さらに消化・分解が進みます。そして、その先の小腸（「空腸」「回腸」）へ。

ここで、さらに小さく分解され、小腸の壁からほとんどの栄養素が吸収されていきます。

小腸で栄養素の吸収が終わった残りカスは「大腸」へと運ばれ、そこで水分が吸収されて、さらに残ったカスと、古くなってはがれ落ちた腸の粘膜、腸内細菌の死骸などがひとかたまりになって便をつくり、最終的に「肛門」から押し出されていく――。

これが、「消化→吸収→排泄」の流れです。


ところで、何か気になることがありませんか？　食べ物の残りカスが外に出て行くまではわかったけれど、小腸から吸収された大事な栄養素は、その後、どんな経路をたどるのでしょうか。


小腸で吸収される栄養素はどこに入っていくのかと言うと、小腸の表面にある突起の内側を走っている毛細血管とリンパ管です。そして2とおりの道を通って、全身の細胞に送り届けられます。

まず、糖質やたんぱく質、ミネラル、水溶性ビタミンなどは、腸の毛細血管から、「門脈」という血管を通って肝臓へと運ばれ、そこで栄養成分の加工・貯蔵、有害な成分の解毒が行われた後、静脈を通って心臓にいき、心臓から動脈に乗って全身の細胞へと運ばれていきます。

たとえば糖質、つまりご飯やパンなどの炭水化物や甘いものは、分解されて「ブドウ糖」として吸収され、肝臓で「グリコーゲン」という物質に作り替えられて一時的に貯蔵され、いろいろな活動のエネルギー源として利用されます。ただ、余ったブドウ糖は、脂肪細胞に取り込まれて中性脂肪になります。

たんぱく質も、「アミノ酸」に分解されて小腸で吸収され、血液に乗って全身の細胞に運ばれて、体をつくる材料になりますが、余ったものは肝臓に運ばれて、一部はブドウ糖になり、その後は糖質と同じ運命をたどります。つまり、エネルギーとして使われなかった分は、やっぱり脂肪細胞に取り込まれて中性脂肪になるのです。

一方、脂質や脂溶性のビタミンは、小腸の壁から吸収されたら、〝第3の血管〟と言われる「リンパ管」に入って、静脈を経て心臓にいき、その後、動脈に乗って全身の細胞に届けられます。

脂質は、細胞膜の材料などに使われるのですが、余ったものはやっぱり脂肪細胞に運ばれて中性脂肪として蓄えられます。

ちょっとややこしい説明になりましたが、ここで覚えてほしいことはたった2つです。

一つは、**小腸で吸収された栄養素は、どんな種類の栄養素も「血管」に入り、「血管」によって、全身の細胞に届けられる**ということ。

もう一つは、**糖質もたんぱく質も脂質も、食べすぎて余れば中性脂肪として蓄えられる**ということです。ですから、なんであろうと食べすぎると、内臓脂肪や、怖いエイリアン脂肪などの異所性脂肪が増えてしまうというわけです。

肉や甘いものは、食べちゃダメ？

「糖質もたんぱく質も脂質も、食べすぎて余れば、中性脂肪として蓄えられる」と書きました。

ここで、一つ耳寄りなお知らせがあります。

「脂肪をため込みやすい時間帯」と「ため込みにくい時間帯」があるのです。

それは、「ビーマル1（BMAL1）」という物質が関わっています。これは、体内時計を調節する機能を持ったたんぱく質です。

このビーマル1には、体内時計が正常に働くように調節するだけではなく、「脂肪の分解を抑制して体内にため込みやすくする」働きがあるのです。

また、ビーマル1は、一日の間で作用の強さが変化します。

個人差はありますが、おおむね、夕方6時ころから徐々に作用が強くなり、深夜2時頃にピークを迎えて、その後は徐々に作用が弱くなっていって、午後2時頃にもっとも弱くなると言われています。

つまりは、**ビーマル1の作用が弱まる午後2時頃は、一日の間でもっとも脂肪をため込みにくい時間帯なのです。逆に、深夜2時前後はビーマル1の作用が強まっているので、脂肪をため込みやすいキケンな時間帯です。**

甘いお菓子には糖質がたっぷり入っているので、脂肪に変わりやすく、本来はあまり食べないほうがいいものですが食べたくなる日もありますよね。私も甘いものには目がないので、午前と午後の外来診療の合間にクッキーやチョコレート、羊かんなどを少しつまんでいます。ただし、時間帯には気をつけていて、午後2時頃にとるようにしています。

また、「肉＝太る」というイメージがあるかもしれませんが、脂肪分の少ない肉は、むしろ貴重なたんぱく源です。具体的には豚のヒレ・モモ肉、鶏のササミ・胸肉などが脂肪分が少なくておすすめです。

でも、霜降り肉が食べたい日もあるでしょう。そんなときにはディナーよりもランチがおすすめ。ビーマル1の作用が弱まる午後2時前後に食べてはどうでしょうか。もちろん、脂肪をため込みにくい時間帯だからと言って食べすぎは禁物ですが。

内臓脂肪や肥満の原因に腸内フローラが関わっている

ご飯もパンもお肉も揚げ物も、食べすぎれば脂肪に変わる――。それはそうですが、同じような食事をしていても、太りやすい人もいれば、太りにくい人もいます。

1章ですでに紹介したので、もうお分かりのとおり、「太るか、太らないか＝脂肪を貯めるか、貯めないか」のカギは、腸内フローラが握っています。

1章では次のようなことを紹介しました。

・太っている人と、やせている人では、腸内フローラの傾向が違う
・太っている人は「バクテロイデス門」が少なく、「ファーミキューテス門」が多い
・太っている人の腸内フローラを移植された人が、太った
・太っている人が体重を減らしたら、腸内フローラが良くなった

もう一つ、おもしろい研究結果を紹介しましょう。アメリカのワシントン大学の研究チームが行ったものです。

無菌状態で育てたマウスに、太っている人とやせている人の腸内フローラをそれぞれ移植し、同じエサ、同じ運動量でおよそ1カ月間育てたところ、やせている人から腸内フローラをもらったマウスには特に変化はなく、太っている人から腸内フローラをもらったマウスばかりがどんどん脂肪が増えて太っていったそうです。しかも、人を変えて何度実験を行っても、同じ結果でした。

まったく同じ生活をしていても、腸内フローラ次第で、太ってしまうということです。

では、どんな腸内フローラだと太りやすいのでしょうか。

ヒントは、「太っているマウスは『バクテロイデス門』が少なく、『ファーミキューテス門』が多い」ということにあります。といっても、難しい横文字を覚える必要はありませんから、安心してください。

重要なのは、太っているマウスの腸内では少なくなっているバクテロイデス門の腸内細菌は、水溶性食物繊維をエサに「短鎖脂肪酸《たんさしぼうさん》」という物質をつくるということです。この短鎖脂肪酸が、肥満を防いでくれることが分かってきました。

肥満にストップをかけてくれる〝水溶性食物せんい〟

先ほども書いたとおり、太るというのは、脂肪細胞が細胞内に脂肪を蓄えてパンパンにふくれる状態です。一つひとつの脂肪細胞が、血液中から栄養分をとり込んで、風船がふくらむように肥大化するのです。

腸内細菌がつくった短鎖脂肪酸は、腸から吸収され、他の栄養素と同じように血管に入って全身の細胞に運ばれるのですが、じつは、脂肪細胞は短鎖脂肪酸を見つけると、栄養分をとり込んで脂肪として蓄えることを止めるのです。つまり、短鎖脂肪酸は、肥満にストップをかけてくれる存在なのです。

一方で、短鎖脂肪酸が流れてくると、交感神経も刺激を受け、体温を上げたり心拍数を上げたりして、エネルギー消費を増やす方向に働くことも分かってきています。

というわけで、**太りにくい体になるには、腸内細菌に短鎖脂肪酸をどんどん作ってもら**

うことが大切なのです。

先ほど、バクテロイデス門の腸内細菌は、水溶性食物繊維をエサに短鎖脂肪酸をつくると説明しましたが、短鎖脂肪酸をつくってくれるのは、バクテロイデス門の腸内細菌だけではありません。ちなみに、バクテロイデス門は日和見菌に属する腸内細菌ですが、善玉菌を好む日和見菌と言われています。

少々むずかしくなってきましたが、ご心配なく。

水溶性食物繊維をエサに善玉菌が短鎖脂肪酸をつくってくれる、ととらえていただければ十分です。

水溶性食物繊維が豊富な食事をしていると、それを好物とする善玉菌が増えて、そのお返しに短鎖脂肪酸をたくさんつくってくれ、私たちの体は太りにくい体になっていくのです。

腸内環境が悪いと、腸は「恩を仇で返す」

口から食べたものは、胃や十二指腸で体にとり入れやすいように小さく分解されて、小腸から吸収され、血管によって全身の細胞に運ばれていく——と、先ほどお話ししました。

血管は「動脈」「静脈」「毛細血管」の3種類で成り立っています。

心臓を飛び出した血液は、全身の動脈をかけめぐり、網目状の細い毛細血管に入って、そこで全身の細胞に酸素と栄養を渡し、二酸化炭素と老廃物を回収して、今度は静脈に乗って心臓に戻ってきます。この一連の作業にかかる時間は、たったの60秒ほど。

一人の人間の血管の長さは、全部で9～10万キロメートルにも及びます。地球の外周は4万キロメートルほどなので、なんと地球2周半分ほどに相当します。また、血液の通り道である血管内の内腔を平らに広げると、サッカーグラウンドと同じくらいの面積です。

血液は、これだけの長くて広い血管をかけめぐって、全身の細胞を養っているのです。

腸も臓器の一つなので、腸の細胞も血管から栄養をもらっています。

くり返しになりますが、栄養素は腸の壁から直接、腸の細胞にしみ込んでいくわけではありません。血管から酸素と栄養を受け取り、養ってもらっているのです。

ところが、腸内環境が良くないと、恩を仇で返すような現象が起こります。血管に養ってもらっているにもかかわらず、その血管に、腸が悪いものを送り込んでくることがあるのです。

なぜ、腸は、恩を仇で返すようなことをするのでしょうか。

それは、「腸のバリア機能」が損なわれているからです。

腸の内側では、「上皮細胞」という細胞が密集して、腸の壁を守るように覆っています。

腸のなかは、食べたものが分解されて流れてきたり、口から入ってきた病原菌が潜り込んだり、１００兆個もの腸内細菌が住んでいたりするので、余計なものが侵入してこないようにバリアを張っているわけです。

ただし、その一方で、必要な栄養素や腸内細菌たちが作ってくれた良いものは、積極的に体内に摂りいれなければいけません。ですから、腸の表面では、上皮細胞たちが「悪いものの侵入は防ぎ、良いものは通す」という取捨選択をしています。その取捨選択の結果が、血液の質を決めているのです。

腸内フローラが悪くなると、その取捨選択が甘くなって、良くないものまで通してしまう。その結果、血管に悪いものを送り込んでしまうというわけです。

腸は血管によって養われているので、血管が元気でなければ腸も元気がなくなります。腸のコンディションが悪いと、血管に悪いものを送り込んでくるので、血管も悪くなってしまいます。

つまり、**腸と血管は持ちつ持たれつの関係で、お互いのコンディションを支え合っているのです。**

腸内フローラの乱れが糖尿病を引き起こしていた？

「腸内フローラが乱れると、血管に悪いものが入り込んでしまう」と前項で書きましたが、腸内フローラと糖尿病の関係も指摘されています。

2型糖尿病の患者さんは腸内フローラのバランスが崩れやすいのですが、生きた腸内細菌までが血管に入り込んでいる——という衝撃的な話があります。

順天堂大学の研究チームが、2型糖尿病の患者さん50人と、糖尿病ではない50人の腸内フローラを比べたところ、腸内細菌の総数には大きな違いはなかったものの、糖尿病の患者さんたちのほうがバランスの悪い腸内フローラになっていたそうです。

しかも、糖尿病の患者さんグループでは、50人中14人の血液中に生きた腸内細菌が見つかりました。腸内で暮らしているはずの腸内細菌が、腸の壁を通り抜けて、血管へ潜り込んでいたのです。と言っても、糖尿病ではない50人の中でも2人は、血液中に腸内細菌が見つかっています。

ですから、糖尿病ではなくとも、血管に腸内細菌が入り込んでしまうことはあるのでしょう。ただ、その割合は、糖尿病患者さんのほうが7倍多いという結果でした。糖尿病の人は腸内フローラが乱れて、腸のバリア機能が低下するため、余計なものが血管に入りやすくなっているのでしょう。

ところで、糖尿病の患者さんは、インスリンの分泌が悪いだけではなく、インスリンが効きにくくなること（インスリン抵抗性）が知られています。そして、慢性的な軽度の炎症がインスリン抵抗性を引き起こす一因であると言われています。

前述の順天堂大学の研究では、「腸内フローラの乱れによって、血管に入り込んだ腸内細菌が炎症を引き起こすのではないか」とも指摘されています。これが正しければ、腸内フローラを改善することで、インスリン抵抗性の原因になる炎症を抑えるという新たなタイプの糖尿病治療が実現するかもしれません。

血糖値をコントロールする腸内細菌も

また、血糖値を改善してくれる腸内細菌も見つかっています。その一つが、「アッカーマンシア菌」という善玉菌です。

アッカーマンシア菌のよい効果は、複数の研究から報告されています。

たとえば、パリの病院で行われたある研究では、次のような結果が出ました。肥満または太り気味の人たち49人を集めて、食物繊維を多く摂りつつ、1日あたり1500～1800キロカロリーに抑えた食事を6週間続けてもらったところ、アッカーマンシア菌をもともと多く持っていた人たちのグループは、ダイエット効果がより高かったのです。

6週間後の血糖値も、血中の脂質レベルも、ウエスト・ヒップ比（内臓脂肪のチェック）も、アッカーマンシア菌を多く持っていた人のグループが、より改善していました。

同じような食事をしていても、腸内フローラによって結果は変わってくるということです。そのカギを一つの善玉菌が握っていたのです。

そこで気になるのは、「アッカーマンシア菌とやらの量は、人によって違うの？　どうやったら増えるの？」ということではないでしょうか。

この研究結果には続きがあります。

もともとアッカーマンシア菌が少なかった人も、6週間、食物繊維が豊富なカロリー制限食を食べ続けた結果、アッカーマンシア菌が増えていたそうです。

つまり、生まれつき決まっているわけではなく、食事によって変えられるということです。

食物繊維は、アッカーマンシア菌に限らず、腸内の善玉菌の大好物です。また、肥満にストップをかけてくれる「短鎖脂肪酸」も、腸内細菌が水溶性食物繊維をエサに作りだしてくれるものでしたよね（65ページ参照）。

腸内フローラを改善するためにも、血糖コントロールを良くするためにも、肥満を防ぐためにも、そして肥満が招く血管の老化を防ぐためにも、食物繊維が豊富に含まれている食事を心がけることが、とても大事なポイントになるようです（くわしくは4章をお読み下さい）。

便秘は腸も血管も悪くする

58ページで、食べたものはどうなるかという話をしましたが、この章の最後に、「出す」ほうの話もしましょう。

食べたものは、口、食道、胃、十二指腸と消化管を通り抜けながら分解されて、必要な栄養素だけ小腸から吸収されて、残りのカスは大腸を通りながら水分が吸収されたり、はがれた腸の粘膜や腸内細菌の死骸などと合流して便になって、最終的に排出されるのでしたね。

ところが、排出されるべきものがなかなか排出されないことがあります。便秘です。「どのくらい出なかったら便秘か」という明確な線引きはありませんが、1週間～10日もお通じがなければ明らかに便秘です。2、3日に1回であっても、スッキリと出るようであれば、便秘とは言いません。

便秘が体に悪いのは言うまでもありません。腸と血管にとっても大敵です。

まず、出るべきものが出ないと、腸内で便が腐敗して、悪玉菌が増え、善玉菌が減ってしまいます。つまり、腸内フローラのバランスが悪くなるのです。

血糖を改善してくれるアッカーマンシア菌も、慢性的に便秘の人の腸内フローラでは減っていることが報告されています。

ちなみに、便秘が続いて肌荒れがひどくなった、という経験はありませんか?

これも、腸内で悪玉菌が増えた結果です。悪玉菌がつくる有害な物質やガスが、腸から血管に移って、血流に乗って全身に行き渡った結果、肌も荒れてしまったのです。

有害物質やガスが血管に入ってくるということは、もちろん血管自身にとってもダメージになります。そういう意味でも、便秘は血管に悪いのですが、それだけではなく、便秘が血管事故の引き金になることもあるのです。

お通じが悪くなると、トイレでいきむことが増えますよね。いきむと血圧がガンッと最大60㎜Hgも上がります。上が140の人は200になってしまうわけです。脳出血や脳梗塞の原因になります。特に、寒い冬はただでさえ血管が収縮して血圧が上がりやすくなっているので、より注意が必要です。

なんらかの病気が原因で生じる便秘は別として、普通の便秘は、原因別に次の3つのタイプに分かれます。

①腸のぜん動運動が低下している「弛緩《しかん》性便秘」

大腸の筋肉がゆるんだり、収縮力が低下したりすると、腸のぜん動運動が十分に起こらなくなり、便が大腸内をスムーズに流れなくなります。そうすると、便が長時間大腸にとどまるため、必要以上に水分が吸収されて便が固くなり、便秘になってしまうのです。

②直腸に便が停滞している「直腸性便秘」

通常は、直腸に便が入ると、直腸の壁が伸びて、その刺激で便意が起こります。ところが、せっかくのチャンスを逃したり、がまんしたりしているうちに、便意を感じにくくなり、直腸に便が停滞してうまく排便できなくなることがあります。

③大腸の過緊張で起こる「けいれん性便秘」

ストレスなどで自律神経がアンバランスになると、腸も緊張してけいれんし、その部分が狭くなって便がスムーズに流れなくなります。硬くてコロコロした便が出るのはこのタイプです。

便秘のタイプによって、予防策は変わります。

まず①の弛緩性便秘の場合は、筋力の衰えが原因です。ですから、スクワットの形で両膝《ひざ》を曲げてお尻を突き出し、左右の足に交互に体重を移動させるなど、排便に役立つ筋肉を鍛えましょう。

②の直腸性便秘や、③のけいれん性便秘の場合は、便意をがまんしないことと、なるべく規則正しい生活を心がけて、決まった時間にトイレに座ることを習慣にしてしまうことが大切です。

また食事では、どのタイプの便秘でもやっぱり食物繊維がおすすめです。特に水溶性食物繊維を多くとるように意識してください。

それから、腹式呼吸や、5章で紹介する「クダクダ体操」「腸刺激バージョンのゾンビ体操」も、腸にほど良い刺激を与えてくれて効果的です。

３章

その“腸と血管”では老化が進みます
②動脈硬化

腸内環境がよくても血管がつまったらアウト

2章では、血管を脅《おびや》かす内臓脂肪や肥満の裏には腸内フローラの存在があった、という話をしてきました。さらに、こんな話もあります。

100歳以上長生きしている人のことを「百寿者」と呼びますが、中国で高齢者の食事内容と腸内フローラを調べたところ、百寿者は、食物繊維をよくとっていて、食物繊維を分解する能力を持っている種類の腸内細菌が多かったのです。

そんな話を聞くと、「じゃあ、とにかく食物繊維をたくさん摂って、腸内フローラのバランスを整えればいいのね」と思われそうですが、そう単純ではありません。

たしかに食物繊維も腸も大事。でも、どんなに腸内環境に気を遣《つか》っていても、血管が切れたり詰まったら元も子もありません。たった一度の血管事故が命取りになります（くわしく知りたい方は、拙著『人は血管から老化する』をご参照ください）。

心臓に血流を送る冠動脈が詰まる「急性心筋梗塞」を起こしたら、およそ2割の人が亡くなります。脳の血管が詰まる「脳梗塞」の死亡率は1～2割程度。脳を覆《おお》うくも膜の下で出血する「くも膜下出血」を起こすと、3人に1人ほどの人が亡くなっています。

日本人の死因を見ても、がんに次いで多いのが、「心臓病」です。そして、「脳卒中（脳出血＋脳梗塞）」も4番目に多い。心臓病と脳卒中という代表的な「血管病」で亡くなる人は、毎年30万人を超えています。

また、命は取り留めても、元通りに元気になるとは限りません。特に脳梗塞やくも膜下出血、脳出血など、脳の血管が切れたり詰まったりした場合、手足のまひや言語障害など、後遺症が残ることが多いというのは、みなさんもご存知のとおりです。

血管が切れたり詰まったりすると、命や生活が脅かされます。ですから、腸をケアするだけではなく、血管を老化させないこと、つまり動脈硬化を防ぐことが大事になってくるのです（といっても、腸のコンディションが悪いと動脈硬化も起こりやすくなるので、どちらも大事なのですが）。その話はおいおい説明するとして、この章では動脈硬化について考えましょう。

動脈硬化はどうやって起こる？

命や生活を脅かす血管事故のベースには必ず動脈硬化があるわけですが、そもそも動脈硬化はどうやって起こるのでしょうか。

動脈硬化は、血管の内側が傷つくことからはじまります。血管のいちばん内側の壁には「血管内皮細胞」という細胞がびっしりとシート状に並んで、血液や血管の機能をコントロールしています。腸では「上皮細胞」がびっしりと並んで腸管を守るバリア機能を果たしていたのと同じように（68ページ参照）、血管は内皮細胞が守ってくれているのです。

ただ、いちばん内側で直に血流と接しているだけに、傷つけられやすくもあります。

順を追って、動脈硬化が起こる流れを説明しましょう。

①血管内皮細胞が傷ついて、白血球が集まる

高血圧や高血糖、脂質代謝異常などで血管のいちばん内側の内皮細胞が傷つけられると、その傷ついた部分に「単球」という白血球（免疫細胞）の一種がくっつき、内皮細胞のすきまから血管壁の内側に入ってきます。

②異物が侵入する

内皮細胞が傷つけられると、血管のバリア機能が弱まって、血管内に異物が入り込みやすくなってしまいます。そこで入ってくるのが、血液中に余っていた「ＬＤＬコレステロール」です。血管壁の内側に入り込んできたＬＤＬコレステロールは活性酸素によって酸化され、「酸化コレステロール」になります。

③免疫細胞が集まってくる

ＬＤＬコレステロールが酸化コレステロールになると、体に備わった免疫システムが「異物だ！」と判断して攻撃を開始します。その際、処理をするのが先ほどの「単球」から分化した「マクロファージ」です。

マクロファージは、病原菌などを自らの体内に取り込んで殺し、体を守ってくれていますす。そのマクロファージが酸化コレステロールを次々と食べていきます。

④満腹になった免疫細胞が蓄積してコブになる

次々と酸化コレステロールを体内に取り込んで満腹になったマクロファージは、「泡沫細胞」という、油の詰まった泡状の細胞に変わります。そしてやがてパンクし、脂肪のかたまりとなって、血管壁の内部に蓄積してしまうのです。これが、血管のコブの正体です。

そうやって血管の内側にできたコブのことを「プラーク」と呼びます。プラークが大きくなるにつれて、血管の内腔は狭くなり、血管の壁が硬くなっていきます。

こうして、動脈硬化ができあがるのです。

ところで、腸に発生するがんも、内側の膜の変化からはじまります。そして、管の内側にコブができるのも同じです。

血管の内側にできたコブは「プラーク」と呼びますが、腸の内側にできたコブは「ポリープ」と呼びます。血管と腸という〝管つながり〟の2つは、できる病気もよく似ているのです。

さて、血管にできたコブが成長して大きくなれば血流を障害してしまうので、それはそれで良くないのですが、**実際に血管が詰まるタイプの血管事故の原因となりやすいのは、じつはそれほど大きくはないコブなのです。**

できたての動脈硬化のコブは、コブの中身がまだやわらかく、コブを覆っている膜もごく薄いので、崩れやすくなっています。何かのきっかけでコブが崩れると、そこに血小板が集まって血液の流れを止めてしまったり、あるいは集まった血小板の一部が「血栓」という血液の固まりをつくって、血流に乗ってどこかへ流れてしまうことがあります。

血流に乗って漂う血栓が、血管が細くなったところに引っかかると、血液の流れを止めてしまいかねません。それが心臓の血管だったら心筋梗塞を、脳の血管だったら脳梗塞を引き起こしてしまうというわけです。

できたてのコブは不安定で、とても危険だということ、ご理解いただけたでしょうか。

ただし、時間が経てば安定するのかと言うと、それは私たちの心がけ次第です。血管に良くない生活を続けていれば、コブの表面はずっとブヨブヨとしたまま、いつ壊れてもおかしくないような状態が続きます。コブができたということは、「悪い習慣を変えてね！」という血管からの切実なメッセージなのです。

酸化ストレスが動脈硬化を進める

動脈硬化になったときに、あるいは動脈硬化にならないために、「変えるべき悪い習慣」とは何でしょう?

一つは、動脈硬化の入り口である「血管内皮細胞の傷」を引き起こす高血圧や高血糖、脂質代謝異常などです。これらは内臓脂肪から分泌されるさまざまな生理活性物質によって悪影響を受け、動脈硬化を進行させるので、肥満を解消することがとても大切なのです。内臓脂肪は過食と運動不足によってたまりますが、それがつきやすいかどうかは腸内フローラが関わっているので、腸内フローラを整えるのが効果的です。

また、LDLコレステロールが血管内に入り込んで「酸化」されることも、動脈硬化がつくられる一因でしたね。

酸化を引き起こす「活性酸素」は、日々の生活のなかでつくられています。私たちは酸素なしには生きていくことはできません。全身の細胞は、血液から酸素を受け取ることでそれぞれの働きを行っています。そして、呼吸で体内にとり込んだ酸素の一部は、酸化力の強い「活性酸素」になるのです。

つまり、普通に生きているだけで、活性酸素は日々つくられているわけです。

ただし、活性酸素が必ずしも悪者というわけではありません。その強い殺菌作用をいかして、体内に入り込んだ細菌などを撃退するなど、体を守る働きもしています。

ところが、活性酸素が必要以上に増えてしまうと、力を持て余し、正常な細胞にまでダメージを与えてしまうのです。そのことを「酸化ストレス」と言います。

私たちの体には、活性酸素をつくる仕組みだけではなく、活性酸素を除去し、酸化ストレスから守る仕組みもちゃんと備わっています。通常であれば、そのバランスが取れているのですが、活性酸素が過剰に作られたりするとバランスが崩れて、体をさびつかせる方向に傾いてしまうのです。

腸内環境しだいでポリフェノールの吸収率が変わる

動脈硬化につながる酸化ストレスを減らすには、
①活性酸素を増やす要因を減らす
②酸化ストレスから守る仕組みを強める
という2通りの考え方があります。

まず、活性酸素を増やす要因を減らすことを考えましょう。

血管内皮細胞を傷つける原因となる高血圧、高血糖、脂質代謝異常も、活性酸素を増やして酸化ストレスを増大させることが分かっています。

そのほか、**ストレス、激しい運動、たばこ、飲みすぎ、紫外線、排気ガス、食品添加物なども活性酸素を増やします。**

一方で、酸化ストレスから体を守る仕組みはと言えば、活性酸素の害を抑える働きのことを「抗酸化力」と言います。体内にも抗酸化力は備わっていますが、加齢とともに衰えてしまいます。ピークは20代で、40代になるとピーク時の半分程度になると言われています。そこで力を借りたいのが、抗酸化力を持った食品です。

代表的なのが、植物に含まれる色素や苦み成分の**「ポリフェノール」**。有名な赤ワインの「アントシアニン」も、ポリフェノールの一つです。

ポリフェノールは色とりどりの野菜に多く含まれるので、「動脈硬化を予防するために、カラフルな野菜を食べましょう」と言われてきました。ただ、その一方で、ポリフェノールは吸収率が低いため、「食べても抗酸化作用が体内で発揮されないのではないか」とも、専門家の間では指摘されていました。

たしかに食べても腸で吸収されないのであれば、血管で効果を発揮してくれません。ところが、ここにも腸内フローラが関わっていたのです。

腸内フローラのバランスが良ければ、ポリフェノールの吸収率も上がり、ポリフェノールをとることで腸内フローラのバランスも変わってくることが分かってきています。

腸は「恩を仇で返すこともある」と紹介しましたが、恩返しをしてくれるかどうかも、腸内フローラが関係していたということです。

動脈硬化は〝炎症がずっと続いている状態〟

先ほどの「動脈硬化ができるまで」を、もう一度思い出してください。

ごくごく簡単に言ってしまえば、血管内皮細胞が傷つけられたのをきっかけに、免疫細胞たちと酸化コレステロールの闘いが繰り広げられることが、動脈硬化を引き起こすとも言えます。免疫細胞が敵と闘う「炎症」が、結果的に動脈硬化の原因になっているのです。

ここで、炎症について少し説明を加えましょう。

「炎症が起きている」とか「炎症が落ち着くまで」とか、炎症という言葉はふつうに使われていますが、よくよくその意味を考えると、分かるようで分からない言葉ではないでしょうか。

「炎症＝腫《は》れや痛み」といった表面に表れる症状のことだと思っている人もいるかもしれませんが、そうではありません。炎症というのは、体が何らかの有害な刺激を受けたときに、それを取り除こうとする防御反応のことです。その際、腫れや痛み、熱、発赤などを伴うのです。

たとえば、ケガをしたときには傷口から細菌などが入ってきてしまうので、それを取り除こうと炎症が起こります。それが、傷口が熱をもったり腫れたり痛んだりする原因です。また、蚊に刺されると赤く腫れるのも、刺されたときに蚊の唾液が入ってきたことへの免疫反応による炎症です。風邪で喉《のど》が腫れたり、熱が出たりするのも、ウイルスと免疫細胞の闘いで起こる炎症です。

動脈硬化に話を戻すと、ケガや蚊、あるいは風邪のウイルスなどの「一時的なもの」とは違って、血管には「たえず」血液が流れていますよね。そのため高血圧や高血糖、高コレステロールなどがあると、血管の内皮細胞が傷つけられて、くすぶるような炎症がたえず起きている状態になるのです。

そのため、**最近では、「動脈硬化とは血管の慢性的な炎症状態である」と考えられています。**少しややこしい話になりましたが、お伝えしたいのは、**動脈硬化のベースには「血管の炎症」があるということです。**そのため、**「いかに炎症を抑えるか」が大事なのです。**

腸内フローラ、口内フローラも炎症を引き起こす

炎症と言えば、2章で「腸のコンディションが悪いと、腸は血管に恩を仇で返す」という話がありました。

腸内フローラのバランスが崩れると、腸のバリア機能が低下して、腸内細菌が作りだした有害物質や生きた腸内細菌が、血管に入り込んでしまうという話でしたね。

ちょっと想像してみてください。生きた細菌や有害物質が血流に乗って全身をかけめぐれば、どうなるでしょう？

当然、全身の血管では、免疫細胞たちがざわつきます。「怪しいヤツがいるぞ！」と、免疫細胞たちが集まってきて攻撃をしかけようとするでしょう。つまり、腸内フローラのバランスが悪いと、全身の血管で炎症が起こりやすくなるのです。ここでも、腸と血管が関わっていたのです。

ところで、血管の炎症を起こす菌は腸内細菌だけではありません。口腔《こうくう》内の細菌も関わっていることが分かっています。

口の中には、腸内ほど多くはありませんが、それでも300〜700種類もの口内細菌がいると言われています。歯をよく磨いている人でも1000〜2000億個の口内細菌が存在し、ほとんど歯を磨かない人の口の中には1兆個もの細菌が住みついているそうです。

そして、**口内細菌にも、腸内細菌と同じように善玉菌と悪玉菌がいて、口の中で善玉と悪玉の闘いが繰り広げられています。**

悪玉菌の代表格と言えば、虫歯や歯周病の原因となる菌ですが、なかでも全身の血管との関わりが深いのが歯周病菌です。歯周病菌は、毒素を生んで歯ぐきを腫らしたり、歯の周りの骨を溶かしたりするだけではなく、歯肉から血管の中に入り込んで、血流に乗って流れ着いた先で炎症を起こすのです。

動脈硬化のコブから歯周病菌が見つかったことから、歯周病が動脈硬化の要因の一つになることが分かったのですが、さらに歯周病があると心臓病や脳卒中が増えることまで明らかになっています。

また、当たり前ですが、口から腸まではつながっています。口から食べたものが食道や胃を通って腸に届くように、口の中の細菌たちも、飲み込んでしまうと消化管に入っていき、腸にも届きます。

歯周病を引き起こす口内細菌は複数種類ありますが、その代表格である「ジンジバリス菌」が腸に届くと、腸内フローラのバランスが崩れ、腸のバリア機能が低下することも分かってきました。

何度もくり返して恐縮ですが、腸のバリア機能が低下すれば、腸内細菌が作りだした有害物質が血管の中に入り込んで、全身の血管の炎症につながります。

つまり、**歯周病菌は、直接血管に入り込んで血管の炎症を引き起こすこともあれば、腸内フローラを経由して血管の炎症を引き起こすこともあるのです。そして、血管事故を引き起こす要因になることも。**

腸内フローラも口内フローラも、悪玉菌を増やしてはいけないということです。

炎症を終わらせてくれるEPA、DHA

くり返しになりますが、動脈硬化の直接的なきっかけは、免疫細胞と酸化コレステロールの闘いという炎症反応にありました。そして炎症が慢性的に続くことで、動脈硬化が進行していきます。

人間社会でも、なかなかケンカが終わらないことってありますね。そんなときに、うまく間を取り持ってくれる人がいると、当事者同士ではどうにも終わりそうになかったケンカがピタッとおさまることがあります。

そんな風に、私たちの体の中にも、炎症を終わらせてくれる物質があることが分かってきました。その一つが、青魚に多く含まれることで有名な**「EPA（エイコサペンタエン酸）」**と**「DHA（ドコサヘキサエン酸）」**だったのです。

EPAについては、炎症を抑える働きだけではなく、ほかにも血管に良い作用を持っていることがすでに分かっていました。

体内に入ったＥＰＡは、血管の最も内側にあり、直接血液に触れている血管内皮細胞に取り込まれるのですが、ＥＰＡをとり込んだ血管内皮細胞は、さまざまな良い指令を出してくれます。

血圧の上昇を抑えて高血圧を予防したり、傷ついた血管の細胞の炎症を抑えて血栓ができないように働きかけたり、すでにできてしまった動脈硬化のコブを壊れにくい安定した状態にするように手助けしたりと、血管を健康な状態に導いてくれるのです。

こんな研究結果も出ています。1万8千人強の高脂血症の患者さんを対象に、日本で行われた大規模調査です。

対象の患者さんたちを2つのグループに分けて、一方のグループではコレステロールを下げる薬のみを服用してもらい、もう一方のグループでは同じ薬に加えて高濃度のＥＰＡが入った薬も併用してもらったところ、コレステロールや中性脂肪の数値には明らかな違いはなかったにもかかわらず、ＥＰＡも一緒にとったグループのほうが心筋梗塞や狭心症、心臓突然死を起こした人の割合は低かったのです。

つまり、**動脈硬化やその先に起こる心臓病を予防するには、コレステロール値や中性脂肪値をコントロールするだけではなく、EPAを十分にとることが大事ということです。**

血管のアンチエイジングにはEPAが大事ということはよく言われていて、私も患者さんにもお伝えしていますし、本やテレビでくり返し伝えてきました。

一方、DHAのほうは、脳の働きを良くするということで、認知症の予防・改善に効果があることは有名ですが、これまで「血管の健康にはあまり関係していないのでは」と考えられてきました。ところが、最近になって、炎症を抑える働きがEPA以上に強いことが分かってきて、注目されています。

少し前まで、炎症がどうやっておさまっていくのかは、よく分かっていませんでした。

蚊に刺されて赤く腫れ、かゆくてたまらなかった所も、1日、2日経てば、赤みもおさまり、かゆかったこともすっかり忘れていますね。このように自然と治っている裏側では何が起こっているのか、ハッキリとは分かっていなかったのです。

ところが、最近の研究によって、EPAとDHAが炎症を終わらせる物質（炎症終焉《しゅうえん》物質）を出していることが分かってきました。ですから、ＥＰＡとＤＨＡがリッチな状態をつくると、炎症が早く終わるようになります。「慢性的な血管の炎症」と言われる動脈硬化はもちろんのこと、皮膚の炎症である肌荒れにだって効果大です。

まとめると、

・ＥＰＡとＤＨＡには、炎症を終わらせる働きがある
・ＥＰＡには、高血圧や血栓の予防、血管のコブを安定させる作用もある

ＥＰＡとＤＨＡについては、４章でも「食事でどうやってＥＰＡ、ＤＨＡをとるか」という話を交えながら、改めて説明します。

腸内フローラしだいで敵にも味方にもなる「レシチン」

腸と動脈硬化の関連でもう一つ、こんな興味深い話もあります。腸のコンディションしだいで、動脈硬化を防ぐ役割もすれば、動脈硬化を進める働きもしてしまうという栄養素も見つかっているのです。

それは、卵黄《らんおう》や大豆、牛乳、チーズ、牛肉などに多く含まれている**「レシチン」**です。脂質の一種で、細胞膜を構成する主成分であり、細胞内に栄養を取り入れ、細胞の外に老廃物を出す働きも行っています。

さらに、水と油の両方の性質を併せ持っているという特性から、血液中のコレステロールを溶かして排泄するのを手助けし、細胞内や血液中のコレステロール値を調整してくれること、悪玉のＬＤＬコレステロールを減らして善玉のＨＤＬコレステロールを増やすことも報告されていて、動脈硬化を予防する効果も期待されています。

血管にとっては、かなりありがたい存在ですよね。それだけに、サプリメントとしても売られています。

ところが、最近の研究で、このレシチンをもとに体内でつくられる、ある物質が血液中に多いと、動脈硬化が悪化し、心臓病になりやすいことが分かったのです。

レシチンを腸内細菌が分解したときにできる「ＴＭＡ」という物質が腸から吸収されて血流に乗って肝臓にいくと、そこで「ＴＭＡＯ」という物質に代わります。これが血液中に多いと、動脈硬化ができることが明らかになったのです。

レシチンは動脈硬化を防いでくれる正義の味方のはずなのに、レシチンをもとにできるＴＭＡＯは動脈硬化を促進させてしまう――。

「一体どっちが正しいの？」

と思いますよね。

そこでこんな研究が行われました。まずは、マウスにレシチンがたっぷり入った食事を与えてみる。そうすると、血液中のＴＭＡＯが増えて、普通の食事を与えられたマウスに比べて明らかに動脈硬化が進んでいました。ちなみに、血中のコレステロールや中性脂肪には影響はありませんでした。

次に、抗生物質を投与して、腸内細菌を減らしてから、同じレシチンたっぷりの食事を与えたところ、血液中のＴＭＡＯは増えず、動脈硬化も悪化しなかったのです。

この実験で分かることは、レシチンが悪いわけではなく、腸内細菌が（ＴＭＡＯにつながる）ＴＭＡをつくることが悪いということです。

レシチンには体にいい作用があることが分かっているのだから、控える必要はありません。ただ、腸内細菌にＴＭＡをあまり作らせないようにすればいいのです。どの腸内細菌がＴＭＡＯを増やしているのかはまだ分かっていませんが、どうやら、腸内フローラのバランスが良ければＴＭＡＯはあまり増えないのではないかと言われています。

この話のおもしろいのは、**同じものを食べても、腸内フローラの良し悪しによって、動脈硬化を予防するものにもなれば、動脈硬化を促進するものにもなる**ということです。

先ほど、抗酸化作用のあるポリフェノールは、腸のコンディションしだいで栄養の吸収率が変わり、腸のコンディションが悪ければ吸収してくれないので、食べてもあまり意味がないという話を紹介しました。

ところが、このレシチンの場合、腸内が悪ければ、血管に良いはずのものが逆に悪いものに変わってしまうのです。それだけは避けたいですね。

また、マウスの研究では、レシチンをたくさん食べると、血中のコレステロール値は高くないのに動脈硬化は悪化しました。一般的な動脈硬化は、まえにふれたとおり、血液中に余ったコレステロールが血管の内側に入り込んで酸化し、免疫細胞と攻防を繰り広げることからはじまります。

でも、**コレステロール値は高くないのに動脈硬化があるという患者さんはたしかにいらっしゃいます。その背景には、じつは腸内細菌が関わっていた可能性があるというわけです。**

怒りは自分の管を老けさせる

緊張すると、血圧が上がる。
緊張すると、お腹をくだす。
そんな経験、ありませんか?

どちらも、ストレスを受けた体が交感神経優位になって、腸と血管に困った状況をもたらすからです。
自律神経という言葉は、もうすっかりおなじみですね。いろいろな内臓の働きを調節してくれている神経です。自律神経のうち、興奮したときに優位に働くのが交感神経で、リラックスしたときに優位に働くのが副交感神経。この2つの神経のバランスが大事ということは、みなさんもよくご存知でしょう。

まず、ストレスがかかると、交感神経が活発になります。そうすると、血管が収縮し、心臓が強く速く打つようになって血圧が上がります。

「白衣《はくい》高血圧」という言葉、聞いたことはありますか？　これは白衣姿の医師や看護師の前ではちょっと緊張するため、ストレスで普段よりも血圧が上がるという現象です（患者さんにストレスを感じさせない医師でありたいものです）。

また、**ストレス状態に陥ると、体の中でストレスと闘うホルモンが分泌されるのですが、そのホルモンが血圧や血糖値を上げたり、血栓をできやすくしたり、活性酸素を発生させることも分かっています。**

つまり、ストレスがかかると、心が疲れるだけではなく、血管や心臓にかかる負担も増えるのです。血管への負担は、動脈硬化を進行させる要因になります。

では、ストレスを受けているときの腸はどうでしょう？

交感神経が興奮して血行が悪くなれば、腸の動きも悪くなり、消化・吸収能力も低くなり、便秘にもなりやすくなります。腸は、副交感神経が優位なリラックス状態のときのほうが、スムーズに動くのです。

交感神経が優位のときには、末梢《まっしょう》の血管はキュッと締まって、血行が悪くなり、腸の機能も落ちる。逆に、副交感神経が優位なときには、末梢の血管がしなやかに開いて、血行が良くなり、腸の機能も良くなる。そうイメージしていただければ大丈夫です。

知識が怒りから解放してくれる

ところで、ストレスには、心配事や悩み、緊張、怒りといった精神的なものだけではなく、睡眠不足や過労、激しい運動といった肉体的なものもあります。どちらも長く続くと、血管や腸に負担をかけることになります。

嫌なことがあってイライラしていると、

「そんなに怒ると血圧が上がりますよ」

なんてなだめられること、ありますね。

「そんなこと言われても、腹が立つものは腹が立つじゃないか！」

と、思うかもしれません。

でも、相手に怒っているはずなのに、じつは自分の管をどんどん傷つけているのです。自分の腸と血管を瞬く間に悪くさせていると思うと、馬鹿らしくなりませんか？

「（相手に）怒ることで得られる利益」と、「怒らないことで腸と血管を傷つけないですむという利益」を天秤にかけたら、怒れなくなります。

イライラッときたら、「あぶない、あぶない、管が傷つけられてしまう」と考えて、まずはゆっくりと呼吸をしましょう。腹式呼吸でゆっくりと息を吐いているうちに、だんだんと落ち着いてくるものです。

その知識が、あなたを怒りから解放してくれます。

知識を持てば行動が変わり、行動が変われば、管が守られるのです。

ここまでは主に大切な知識をお伝えしてきました。次ページからはじまる4章、そして5章では、食事と運動という「行動編」に移ります。

4章

腸と血管が
“より若返る食べ方”は、
どっち?

腸にいい食べ物。
血管にいい食べ物。
——それぞれ、テレビや雑誌でよく紹介されています。
私も、「血管にいい食事」をいろいろな場面で紹介してきました。
今回は、腸と血管を同時に良くする食べ物をおすすめします。

腸が元気になれば血管も元気になり、血管が元気になれば腸も元気になるので、腸にも血管にもいい食事には、一石二鳥以上の効果があります。
ぜひ、取り入れてみてください。

Q 1

管に〝より良いチーズ〟は、どっち?

①ブルーチーズ

②カマンベールチーズ

①ブルーチーズ

A
1

女性は特に、チーズが好きな方、多いですよね。チーズは糖質が少なく、良質なたんぱく質なので、私も食事によく取り入れています。

たとえば、お昼にクリニックの近くのコンビニでサラダを買うことが多いのですが、意外と盲点になるのがドレッシング。サラダで野菜をいっぱい摂《と》るのはいいのですが、たっぷりと入ったドレッシングをすべて使いきると、それだけで塩分を1グラムほど摂ることになります。

そこで、私がよくやるのが、ドレッシングは控えめにかけて、その代わりにチーズをちぎってトッピングするという方法です。

ところで、先ほどチーズのことを「良質なたんぱく質」と書きましたが、なにをもって「良質」と言うのでしょうか？

それはアミノ酸のバランスです。

たんぱく質は20種類のアミノ酸で構成されていますが、そのうち9種類のアミノ酸は体内で合成することができません。「必須アミノ酸」と呼ばれ、食べ物から摂りいれなければいけないのです。

チーズは、必須アミノ酸も含めて、アミノ酸がバランスよく含まれているので「良質なたんぱく質」なのです。ちなみに、牛乳やヨーグルトなどのほかの乳製品、卵、肉、魚もバランスよくアミノ酸が含まれた良質なたんぱく質です。

また、チーズは、牛乳や羊の乳を発酵させてつくった発酵食品。発酵食品が腸にいいというのは、もう有名ですよね。

チーズにも、善玉菌の乳酸菌が多く含まれています。

というわけで、チーズ自体がおすすめの食材なのですが、「いろいろな種類のチーズがあるなかで、どんな種類のチーズがいいのか」が今回のテーマです。

まず、チーズには「ナチュラルチーズ」と「プロセスチーズ」の大きく2種類がありま す。

ナチュラルチーズとは、乳を発酵熟成してつくったもの。そのナチュラルチーズを過熱して溶かして乳化剤などを混ぜて固めたのがプロセスチーズです。

ですから、生きた乳酸菌が入っているのは、ナチュラルチーズのほうです。

◆血管を若返らせる「ラクトトリペプチド」

さらに、ナチュラルチーズのなかでもどのチーズが管にいいのかと言えば、カギを握るのが**「ラクトトリペプチド（LTP）」**という成分です。

ラクトトリペプチドは、カルピス社が発見した食品由来のペプチドです。ペプチドとは、アミノ酸が数個つながっているもの。20個のアミノ酸がつながっているのがたんぱく質なので、アミノ酸とたんぱく質の間のような存在と考えていただければいいでしょう。

さて、ラクトトリペプチドの何が優れているのかと言うと、血管を若返らせる働きがあるとして、いま注目されています。

まず、ラクトトリペプチドは、体内の血圧を上げる物質をつくる「アンジオテンシン変換酵素（ACE）」というものの働きを阻害します。これは、ACE阻害薬という血圧を下げる薬と、まったく同じ働きを持っているということです。いわば、天然の血圧降下薬のようなものです。

また、血管の最も内側にある血管内皮細胞の働きを助けてくれることも分かってきました。血液と直に接している血管内皮細胞は、血管のメンテナンス係である「一酸化窒素（NO《エヌオー》）」を出して血流を良くしたり、血管についた傷の修復を促《うなが》したりする大事な機能を持っています（血管内皮細胞、NOについては170ページで詳しく説明します）。

ラクトトリペプチドは、この血管内皮細胞に働きかけて、NOの分泌を高めることが分かったのです。

少しややこしい話になりましたが、まとめると、ラクトトリペプチドには次の2つのうれしい働きがあるということです。

・血圧を下げてくれる

・血管のメンテナンス係「NO」を増やして、血管の機能を改善してくれる

実際、私のクリニックで、軽度の高血圧で通院されている患者さん20人にラクトトリペプチドを含む飲料を1日1本、8週間続けて飲んでもらったところ、開始時には平均で「上143、下85」だった血圧が、8週間後には「上135、下79」に下がりました。実年齢よりも高かった血管年齢も、平均66歳から58歳に若返りました。8週間で8歳も下がったのです。すごい効果です。

では、血管を若返らせてくれるラクトトリペプチドは、何に多く含まれているのでしょうか。

乳酸菌飲料やチーズに含まれているのですが、なかでも多いのがブルーチーズなのです。そのほか、ゴーダチーズや味噌にも多く含まれています。

カマンベールチーズも、ブルーチーズと同じように乳酸菌が含まれているので、腸内フローラを整えてくれる効果は期待できます。ただ、「腸と血管」の両方にいい食べ物という観点で2つを比べると、ラクトトリペプチドが豊富という点で、ブルーチーズに軍配が上がるというわけです。

Q 2

管に〝より良い野菜のセット〟は、どっち？

①タマネギとブロッコリースプラウト

②ゴボウとニンジン

①タマネギとブロッコリースプラウト

A 2

お腹がどうもスッキリしない。

そんなときによく食べる食材の一つが、根菜ではないでしょうか？

ゴボウとニンジンと言えば、根菜の代表格。ゴボウとニンジンのきんぴらや根菜の味噌汁、根菜の煮物などは、便秘のときの定番レシピかもしれません。

なおかつ、野菜に含まれている食物繊維は消化されるまでに時間がかかるため、ご飯やパンなどの炭水化物の前に食べると、糖質の吸収をゆるやかにし、血糖値の急上昇を防いでくれます。だから、血管にもやさしい。ゴボウとニンジンは管によい野菜のはずです。

一方、タマネギとブロッコリースプラウトも、ゴボウとニンジンほど多くはないとはいえ、食物繊維が含まれています。

そしてもう一つ、**タマネギとブロッコリースプラウトに共通しているとても大事な作用が、どちらも「抗酸化《こうさんか》物質」であることです。**

「抗酸化」とは、体をさびさせる「活性酸素」を抑える働きのことでした。さびるのを防ぐということは、若返らせてくれるということです。

腸も血管も、活性酸素が過剰に増えるとダメージを受けます。増えすぎた活性酸素は腸内細菌にダメージを与えるし、血管の動脈硬化が進むのも、血管の壁に入り込んだコレステロールが活性酸素で酸化することがきっかけの一つでした。

ストレス、激しい運動、たばこ、飲みすぎ、紫外線、排気ガス、食品添加物……といった活性酸素を増やすものの中には、自分の心がけしだいで避けられるものもありますが、どうしても避けられないものもあります。活性酸素を除去する酵素も体内に備わっていますが、加齢とともに減っていってしまうので、年を重ねれば重ねるほど酸化力の強い食べ物を意識的に摂らなければいけません。

では、抗酸化力の強い食べ物とは何でしょうか？

その王様とも言える食べ物が、**ブロッコリースプラウト**です。スプラウトとは新芽のことで、成長に必要な栄養が凝縮されています。

タマネギにも**「ケルセチン」**という、抗酸化力を持つ成分が含まれています。ケルセチンは血圧を下げる作用もあるので、血管にいい食べ物です。

というわけで、タマネギとブロッコリースプラウトという組み合わせは、腸と血管にとってかなり力強い味方なのです。


ただ、赤、緑、黄色といったカラフルな野菜も、抗酸化力を持っています。**ニンジン**もその一つで、ニンジンのオレンジ色をつくっている**「βカロテン」**という成分には抗酸化力があります。ですから、ゴボウとニンジンだって決して悪くはありません。管にとてもいい食品ですが、タマネギとブロッコリースプラウトのほうが〝より良い〟ということです。

Q
3

野菜炒《いた》めをつくるとき、タマネギは水にさらす？

①さらす

②さらさない

A3

②さらさない

タマネギは腸にも血管にもいいということは、すでに書いたとおりです。Q2の説明にもう一つつけ加えるとしたら、タマネギにはオリゴ糖も含まれています。ここで、改めてタマネギが管にいい理由をおさらいしましょう。

- **強い抗酸化力のあるケルセチンが含まれている**
- **ケルセチンが血管をしなやかに開いて血圧を下げてくれる**
- **食物繊維が豊富で、腸内環境を整えてくれる**
- **オリゴ糖が腸内で善玉菌のエサになる**

やっぱり腸にも血管にもいい食品です。しかも、いろいろな食品との相性もいいので、料理にも使いやすい。

さて、本題に入りましょう。炒め物にタマネギを入れるとき、水にさらしてから使いますか？「水にさらしたほうが辛みがとれておいしい」と言われることがありますが、栄養という点で言えば、水にさらさずにそのまま使うほうがおすすめです。

なぜなら、抗酸化物質のケルセチンは水溶性なので、水にさらすと流れ出てしまうから。もったいないですね。

タマネギの持っている効果を最大限に活かそうと思ったら、水にさらさずそのまま使うことをおすすめします。

ところで、タマネギの皮はむきますか？　おそらくみなさん、茶色い部分はむいて捨ててしまいますよね？

でも、じつはケルセチンが一番たくさん含まれているのは、皮の部分なのです。

タマネギの皮を乾燥して粉末状にした製品、見かけたことはありませんか？　調味料として料理に混ぜたり、お湯に混ぜてタマネギ茶として飲むものとして市販されています。

なぜタマネギの「皮」を粉末にしているのかというと、ケルセチンが多いからなのです。

ただ、ふだん料理に使うときには、やっぱり皮をむいて使いますよね。でも、ちょっとした手間をかけることで、中身のケルセチンを増やすことができます。


それは、**皮をむいた状態で日光に当てる**ということ。

たったそれだけで、1週間ほどでケルセチンの量は4、5倍になるそうです。太陽の光から細胞を守ろうとしているのでしょう。

しかも、一度増えたケルセチンはその後減ることはないと言われています。ただし、あまりに長く日にさらしているとタマネギが乾燥してしまうので、1週間ほど日に干したら、冷蔵庫に入れていただいて構いません。


タマネギを買ったら、まず皮をむいて1週間ほど日に干す。そしていざ料理をするときには水にさらさずそのまま使う。これでケルセチンのパワーが全開になります。

Q
4

食物繊維のバランスが〝より良い組み合わせ〟は、どっち?

①セロリとひよこ豆
②アボカドとオクラ

②アボカドとオクラ

A4

セロリとひよこ豆、アボカドとオクラ。

どちらの組み合わせも、シンプルなグリーンサラダの上にトッピングするといいアクセントになる食材です。そしてどれも食物繊維が多く含まれています。

Q2でもふれたように、食物繊維が腸に良いということは、すっかり定着しています。

食物繊維は、私たちの体内で働いている消化酵素では消化されず、小腸を通り抜けて大腸まで届きます。そして腸内環境を整えてくれて、便秘解消に一役買ってくれる。なおかつ、糖質やコレステロールの吸収を抑えてくれるので、血管の味方でもあります。

ところが、日本人の食物繊維の摂取量はだんだん減ってきています。一日の摂取量の目安は成人男性で「20グラム以上」、成人女性で「18グラム以上」ですが、最近では男女ともに15グラムほどになっているのです。不足しがちなので、管を若返らせるには食物繊維が豊富な食材を意識して食べなければいけません。

と、ここまではすでに実践している人もいるでしょう。

ただ、食物繊維には次の2種類があります。

●不溶性食物繊維：水に溶けない食物繊維。水分を吸収して便のかさを増す
●水溶性食物繊維：水に溶ける食物繊維。水に溶けてゲル状になり便をやわらかくする

不溶性食物繊維と水溶性食物繊維はそれぞれ役割が違うので、バランスよく食べることが大切です。理想は、「不溶性：水溶性＝2：1」のバランス。

「食物繊維が豊富」と言われる食品には、たいてい不溶性食物繊維も水溶性食物繊維も含まれているのですが、その割合を見ると、ほとんどが不溶性のほうが多いのです。そのため、**意識しなければ〝水溶性〟が不足しがちです。**

しかも、便秘が続いているときに不溶性食物繊維をたくさん摂ると、すでにつまっているところに新たな固形物が送られてきて、さらにつまってしまうこともあります。

ですから、「便秘のときには食物繊維を摂る」ではなく、**「便秘のときには水溶性食物繊維を多めにとる」**ことが大事なのです。

さて、セロリ、ひよこ豆、アボカド、オクラの食物繊維のバランスは、それぞれどうなっているのでしょうか。100グラムあたりの食物繊維の量は次のとおりです。

・セロリ　不溶性1・2グラム／水溶性0・3グラム
・ひよこ豆　不溶性11・1グラム／水溶性0・5グラム
・アボカド　不溶性3・6グラム／水溶性1・7グラム
・オクラ　不溶性3・6グラム／水溶性1・4グラム

セロリ、ひよこ豆はどちらも食物繊維は豊富ですが、水溶性が少なく、不溶性が圧倒的に多いのです。一方、アボカド、オクラは、水溶性食物繊維も豊富です。そういう意味で、アボカド、オクラのほうが食物繊維のバランスが良いのです。

そのほか、やまいもやモロヘイヤ、納豆などのネバネバ食品、海藻、ごぼう、ニンニク、熟した果実なども、水溶性食物繊維が豊富に含まれています。

なかでも、**ドライイチジク**は100グラムに「不溶性7・6グラム／水溶性3・3グラム」も入っています。イチジク1個で20グラムくらいなので、1個だけでもかなりの食物繊維が摂れて、不溶性と水溶性のバランスもいい。イチジクばかり毎日食べるわけにはいきませんが、便秘にいいことは間違いありません。

◆「短鎖脂肪酸」のダイエット効果

ところで、水溶性食物繊維に関しては、もう一つ、最近注目されている理由があります。すでに話に出てきていますが、水溶性食物繊維は腸内で善玉菌のエサになり、「短鎖脂肪酸」というものが作りだされるということです。

この短鎖脂肪酸に食欲を抑える効果があることが、最近の研究で分かってきたのです。

ある研究では、水溶性食物繊維を食べた人たちは満腹感が維持されて、間食が減りました。また、マウスを使った研究では、高脂肪食のみを与えられたグループと、高脂肪食に水溶性食物繊維を追加して与えられたグループで比べたところ、水溶性食物繊維も追加されたマウスのほうが食事量も体重の増加も減ったという結果が出ました。

便秘がちな方、つい食べ過ぎてしまう方は、水溶性食物繊維が不足しているのかもしれません。ぜひ意識して摂るようにしてください。

Q 5

みそ汁に加えると
血管に〝より良い〟のは、どっち？

①チーズ
②ヨーグルト

①チーズ

「味噌汁に入れるならどっち？」の選択肢として「チーズ or ヨーグルト」というのは意外かもしれません。「どっちも、ちょっと……」と思った方、もう少しお付き合いください。

味噌もチーズもヨーグルトも、発酵食品です。食べ物が発酵すると、微生物の働きによって栄養素やその機能が変化し、いろいろな効果が生まれます。何より腸内フローラを整えてくれます。また、「Q1」で紹介した「ラクトトリペプチド（LTP）」も入っているので、血圧を下げたり、血管を守ってくれる働きもあります。

というわけで、「味噌汁にチーズ」も「味噌汁にヨーグルト」も、どちらも管に良さそうです（「どっちもイヤ！」という声が聞こえてきそうですが…）。

A5

今回のポイントは、「組み合わせることで、よりメリットがあるのはどっちか？」です。まず、「味噌とチーズ」は、発酵食品でラクトトリペプチドが入っていることのほか、もう一つ共通点があります。それは、塩分が気になること。

「塩分のとりすぎは良くない」と、昔からよく言われますね。

血管の健康には、塩分のとりすぎはやっぱり良くありません。

塩分をとりすぎると、血液中のナトリウムが増えるので、ナトリウム濃度を一定に保とうとする機能が働いて、水分が増えます。私たちの体は本当によくできていて、ナトリウム濃度を戻すために、水分を増やして薄めてくれるのです。

ただ、水分が増えるということは血液の量が増えるので、血圧が上がってしまう。高血圧は血管を老けさせる要因の一つです。だからやっぱり塩分のとりすぎは良くありません。

なかには、塩分の高い食事をしているけれど血圧は高くないという人もいるでしょう。そういう人は、もともと塩分に対する耐性が強く高血圧になりにくい、ありがたい体質を親から受け継いだのだと思います。

でも、過信してはいけません。最近の研究で、そういう体質の人も、塩分の多い食事を続けていると、塩分に反応しやすい体質に変わってしまうことが分かってきました。

というわけで、管を守るには減塩を意識する必要があります。

「だったら『味噌汁にチーズ』だと、ダブルで塩分をとることになって良くないのでは？」

そう思ったかもしれませんが、一緒にとることで減塩することができるのです。

というのは、チーズの塩っけで、味噌をいつもよりも少なくすることができます。味噌もチーズも管に良い食品ですが、それぞれ別に食べると、ついつい塩分過剰になりがちです。チーズを単独で食べるときにさすがに「ひとかけら」というわけにはいきません。どうしたってある程度の大きさは食べたくなるものですが、味噌汁に入れることで、小さくてもOKと思えるものです。これによって減塩できて、デメリットがなくなるのです。

しかも、味噌よりもチーズのほうがラクトトリペプチドが多く入っているので、同じ塩分でより多くのラクトトリペプチドをとることができます。

一方、ヨーグルトはと言えば、塩分は入っていないので、味噌汁に入れるメリットはありません。それにヨーグルトはヨーグルトだけで食べたほうがおいしいでしょう？

ちなみに、「味噌汁にチーズ」は、味も保証します。温かいお味噌汁に入れると少し溶けて、豆腐に似ています。一緒に抗酸化力のあるタマネギも加えて、ぜひ試してみてください。

Q 6

管に〝より良いドリンク〟は、どっち？

①牛乳＋ヨーグルト

②牛乳＋オリゴ糖

①牛乳＋ヨーグルト

A6

ヨーグルトもオリゴ糖も、管に良さそうですね。特に、どちらも「腸内フローラを良くする食べもの」の代表としてよく紹介されます。それぞれ何がいいのか、おさらいしましょう。

ヨーグルトと言えば、なんといっても発酵食品で、「乳酸菌」がたっぷり含まれています。乳酸菌とは、腸内で糖をエサにして「乳酸」をはじめとした酸をつくりだす細菌の総称。有名な「ビフィズス菌」も、乳酸菌の一つです。

乳酸が増えて腸内が酸性になると、悪玉菌の増殖を抑え、病原菌の侵入も防ぐことができます。もちろんその一方で善玉菌は増えます。そうすると結果的に、血管に良い栄養素が送られることにもつながるので、腸内が酸性に保たれていることは、腸にとっても血管にとってもハッピーなのです。というわけで、ヨーグルトの乳酸菌は腸内フローラのバランスを整えてくれます。このことは、すっかり有名ですね。

では、ヨーグルトの乳酸菌がコレステロールの減少にも一役買っているということ、知っていましたか？

乳酸菌は、食べ物に含まれていたコレステロールをくっつけて、腸で吸収される前に、体の外に排出してくれる働きもあるのです。そのおかげで、血液中に余分なコレステロールが吸収されにくくなり、脂質異常症や動脈硬化になるのを防ぐのに役立つ可能性があるのです。

一方、オリゴ糖は、言わずと知れた善玉菌のエサ。特にビフィズス菌の大好物と言われていて、腸内でビフィズス菌を増やしてくれます。

ちなみに、**「オリゴ『糖』と言うからには、糖質なんでしょ？　それなのに体にいいの？」と不思議に思ったことはありませんか？**

たしかにオリゴ糖は糖質の一つですが、小腸で吸収されにくいという特徴を持っています。砂糖（ショ糖）と比べると分かりやすいのですが、一般的に使われている砂糖は、単糖が2つつながった2糖類です。そのため分解しやすく、小腸で吸収されてしまうため、すぐに血糖値を上げやすい。

一方、オリゴ糖は、ブドウ糖や果糖などの「単糖」が3～10個くらいつながったものなので、消化酵素で分解されにくく、小腸で吸収されて血糖値をあまり上げることなく、大腸まで届きます。そして、ビフィズス菌のエサになるというわけです。

どちらもメリットはありますが、牛乳に入れて飲むなら、私はヨーグルトのほうをおすすめします。なぜなら、**オリゴ糖を入れるとカロリーが気になるからです。**砂糖に比べれば、カロリーは半分ほどとはいえ、オリゴ糖はマイルドな甘みなので、つい多めに入れたくなるかもしれません。

また、牛乳とヨーグルトにも、じつはオリゴ糖が含まれています。オリゴ糖の中でも「ガラクトオリゴ糖」というものが豊富に含まれているのです。ですから、**オリゴ糖をさらに加えなくても、「牛乳＋ヨーグルト」で、オリゴ糖も摂ることができます。**

ちなみに、ヨーグルトと同じ発酵食品のチーズもおすすめです。チーズの良さはすでにお伝えしたとおりで、**「牛乳＋チーズ」も、管に良いドリンクになります。**

◆「お酒を飲む前に、牛乳で胃に膜を」は間違い！

ところで牛乳の良さをまだ詳しくお伝えしていませんでしたね。牛乳は、必須アミノ酸も含めてバランスよくアミノ酸が含まれている、良質なたんぱく質です。そして、意識して摂らなければ不足しがちなカルシウムも豊富。オリゴ糖のほか、乳糖も含まれていて、腸内で善玉菌を増やしてくれるとも言われています。

ちなみに、「お酒を飲む前に乳製品を飲むと、胃に膜を張って守ってくれるので悪い酔いや二日酔いをしにくい」という話、聞いたことありませんか？　これは、実行している人には残念なお知らせですが、**胃から吸収されるアルコールは全体の3割ほどですし、胃に膜ができてアルコールの吸収を抑えてくれることはありません。**

さて、最後に「牛乳＋ヨーグルト」ドリンクを飲むときのおすすめの〝ポーズ〟を紹介しましょう。銭湯での風呂上がりの一杯に牛乳を飲むとき、定番のポーズがありますよね。

仁王立ちして、片手を腰に当てて、ぐいっと飲む。私のおすすめは、「あのポーズで飲みつつ、一口飲んだら、1回スクワットを入れる」というスタイルです。

一口飲んだらスクワット、もう一口飲んだらまたスクワット……と、10口で飲み干したら10回スクワットがついてくるということ。これだけで、筋肉がついて、脚の血行が良くなって、冷えの改善にもつながります。

少し前に「ふくらはぎマッサージ」ブームがありましたが、あれは、「第2の心臓」と呼ばれるふくらはぎの筋肉を動かすことで、血液を心臓に送り返す力をサポートして全身の血行を良くしようというものでした。ふくらはぎの筋肉を動かすことが肝心なので、なにもマッサージをしなくても、スクワットで十分に効果があります。

あるいは、かかとの上げ下ろしでもいいでしょう。「一口飲む→かかとを上げてつま先立ち→かかとを下して、一口飲む→つま先立ち」というくり返しです。

冷たい牛乳を飲むと、胃から腸に刺激が伝わって腸が動きます。この「スクワット（つま先立ち）をしながら牛乳」スタイルは、血行を良くする飲み方でもあり、腸を有効に動かしてお通じを良くする飲み方でもあるのです。

朝の目覚めの一杯にぜひお試しください。スッキリした朝を迎えられると思います。

Q 7

管に〝より良いカンヅメ〟は、どっち？

①ツナ缶

②サバ水煮缶

②サバ水煮缶

カンヅメって便利ですね。そのまま食べてもいいし、煮物、炒め物などに加えてひと手間かけても美味しい。

そして、ツナ缶の原材料はマグロとカツオ、サバ缶はもちろんサバなので、なんといっても「ＥＰＡ（エイコサペンタエン酸）」と「ＤＨＡ（ドコサヘキサエン酸）」が豊富です。

ＥＰＡ、ＤＨＡについては、炎症を終わらせる働きをしていることを3章で紹介しました。動脈硬化は、酸化した悪玉コレステロールと免疫細胞の闘いという炎症が引き起こすものなので、ＥＰＡとＤＨＡが豊富であることが動脈硬化の予防や改善に役立つという話でした。

炎症が老化を進めるのは血管だけではなく、腸も同じです。クローン病や潰瘍《かいよう》性大腸炎などの腸の炎症で起こる病気（「炎症性腸疾患」と言います）は、昔に比べてとても増えています。また年々増えている大腸がんも、腸に炎症があるとなりやすかったり、悪化したりすることが分かってきました。

そのため、「いかに炎症を抑えるか」が管の健康を守るにはとても大切で、ＥＰＡ、ＤＨＡは管のアンチエイジングのためには必須の成分なのです。

マグロとカツオも、サバも、ＥＰＡ、ＤＨＡが豊富な魚です。ですから、ツナ缶もサバ缶も管に良さそうです。

違いは何でしょうか？

一般的なツナ缶は、油漬けにされています。その油が曲者なのです。

ツナ缶で使われている油は、一般的に「リノール酸」の植物油です。リノール酸というのは、「オメガ6系脂肪酸」と呼ばれる油の系列で、いわゆるサラダ油も、外食や惣菜《そうざい》の揚げ物などに使われている油も、オメガ6系脂肪酸です。つまり、いたるところで使われています（157ページの図もご覧ください）。

このオメガ６系脂肪酸は、体の中で「アラキドン酸」というものに変わるのですが、アラキドン酸とＥＰＡはライバル関係にあり、アラキドン酸が増えるとＥＰＡの働きが損なわれてしまうのです。

ＥＰＡもアラキドン酸も細胞膜を構成する成分なのですが、細胞膜では、ＥＰＡとアラキドン酸のイス取りゲームが行われています。ＥＰＡをたくさんとると、細胞膜に取り込まれていたアラキドン酸と置き換わるのです。

アラキドン酸が増えすぎると、イス取りゲームに負けたＥＰＡの働きが抑制されてしまいます。その結果、炎症を起こして動脈硬化やアレルギーを起こしやすくなったり、血小板が固まりやすくなったりするのです。

ＥＰＡとアラキドン酸のイス取りゲームは、五分五分がベストと言われています。つまり、血液中のＥＰＡとアラキドン酸の比率が「1対1」になるのが理想的です。

ところが、現代の日本人の「ＥＰＡ÷アラキドン酸」比は、「1」どころか、どんどん下がってきています。40〜60代でも「0・5」程度で、10代、20代では「0・1〜0・2」くらいに下がっているのです。それだけＥＰＡが相対的に不足しているということでしょう。

20代、30代の脳卒中や心筋梗塞が増えているのは「ＥＰＡ÷アラキドン酸」比が下がっているためではないか、と言われるほどです。

なぜ、比率が下がっているのかと言えば、魚介類を食べる機会が減っていることと、その一方で肉の摂取量が増えていること、値段が手頃で使いやすいサラダ油やコーン油など「リノール酸」（オメガ6系脂肪酸）の摂取量が増えていることが原因でしょう。特に、リノール酸の摂取量が増えていることは見逃されやすいのですが、大いに関係していると思います（詳しくは拙著『人は血管から老化する』4章Ｑ4をご参照ください）。

「ＥＰＡ÷アラキドン酸」比は、「0・75」以上に上がると、血管が切れたり詰まったりする血管事故を予防できることが分かっています。

アラキドン酸のもととなるオメガ6系脂肪酸も、体内では作ることができないので、食事から摂らなければいけません。ただ、普段から摂り過ぎていることが多いので、減らしたい油なのです。

ツナ缶の場合、ＥＰＡ、ＤＨＡという管に良い「積極的に摂りたい油」を、リノール酸という「減らしたい油」で包み込んでしまっています。「惜しい！」という感じですね。

一方、サバ水煮缶のほうは、ＥＰＡもＤＨＡもたっぷり入っていて、水煮なので、余計な油は使われていません。ただし、「水煮缶」でも「油入り水煮缶」のほうは、やっぱり余計な油が使われているので、ご注意ください。また、味付きのタイプも、塩分が高かったりするので、おすすめできません。シンプルな水煮缶が一番です。

ツナ缶でも、サバ缶でも、「水煮缶」を選び、スープも含めてまるごと使うと、ＥＰＡ、ＤＨＡを効率よくとることができます。

マグロ、カツオ、サバのほか、サンマやサケ、ブリなども、ＥＰＡ、ＤＨＡが豊富な魚です。ちなみに、マグロは赤身と脂身（トロ）で含有量がまったく違います。どちらがいいかと言えば、トロのほう。

赤身には100グラムあたり「ＥＰＡ27ミリグラム、ＤＨＡ120ミリグラム」なのですが、トロだと100グラムあたり「ＥＰＡ1400ミリグラム、ＤＨＡ3200ミリグラム」も含まれているのです。かなり違います。「ＥＰＡ、ＤＨＡをたくさんとるには赤身よりもトロを」と言いたいところですが、お財布との相談が必要かもしれません。

ただし、これは天然マグロの話です。養殖のマグロはエサが良く、赤身にも中トロと同程度のＥＰＡ、ＤＨＡが含まれていますので、どうぞご安心ください。

Q 8

管に〝より良い魚料理〟は、どっち？

①網《あみ》焼き

②ホイル焼き

②ホイル焼き

A8

ＥＰＡとＤＨＡが腸と血管に良いということは、分かっていただけたと思います。

そのＥＰＡとＤＨＡがたっぷり含まれている魚を食べるときに、「どうやって調理するのがいいのか」が、今回のテーマです。

いちばんは、今回の選択肢からは外れますが、せっかくの管に良い脂質をそのままいただくために、刺身やカルパッチョ、マリネ、たたきにするなど、生で食べることです。

とはいえ、毎回生で食べるわけにはいきませんね。生魚は苦手という方もいるでしょう。

では、どうやって調理をしたほうが、管に喜ばれるでしょうか。

ポイントは、「なるべくＥＰＡとＤＨＡを逃がさないようにする」ことです。

ホイル焼きも網焼きも、「焼く」ということは同じです。生で食べるのに比べて、焼いたときに表面の油が逃げてしまいますが、ホイル焼きだと、ホイルで包み込まれるので大切な油を逃がさずにいただくことができます。

一方、網焼きは、ヘルシーな印象があるかもしれませんが、当然、油は網の下へと落ちていきます。

肉料理のように、余計な油を落としてヘルシーに仕上げたいときにはおすすめですが、油もとりたい魚料理の場合はもったいないですね。

そのほか、蒸し料理やスープなどにして、汁・スープごといただくのも、おすすめです。同じように、煮魚にして煮汁ごといただけば、煮汁に溶け出したＥＰＡ、ＤＨＡもとることができますが、塩分と糖分が気になるところ。「煮汁も飲んで、ＥＰＡとＤＨＡをまるごととるぞ！」というときには、いつもよりも薄味にしましょう。

「生」「焼く」「蒸す」「煮る」ときたら、あとは「揚げる」もありますよね。揚げ物が好きな人は多いでしょう。

「揚げ物はカロリーが高いけど、魚だったら、EPAとDHAがとれるし！」と、言い訳しつつ、魚の唐揚げや姿揚げなどをよく食べる方もいるでしょう。でも、揚げ物をつくるときの揚げ油は、サラダ油です。つまり、オメガ6系のリノール酸です。**調理の段階で、魚のEPA、DHAは外に逃げて、代わりにリノール酸が入ってきて、油の種類は入れ替わってしまいます。残念ながら、揚げた魚には、EPA、DHAはほとんど含まれていないと考えたほうがいいでしょう。**

◆ホイル焼きのお供に、がん予防ナンバーワンのニンニクを

ホイル焼きをつくるなら、魚と一緒に何か添えたいものですよね。せっかくなら、管にいいものを添えましょう。

抗酸化力のある**タマネギ**（Q2で紹介）もいいし、抗酸化力の強いリコピンや水溶性食物繊維が含まれている**トマト**、多彩なミネラルやビタミンが管の老化を防いでくれる**小松菜**なども、彩りも添えられるのでおすすめです。

それから、**ニンニク**もぜひ摂っていただきたい食品です。

ニンニクも、健康食品として馴染みがありますね。アメリカの国立がん研究所が発表した、がん予防に効く食品をまとめた「デザイナーズフーズ・ピラミッド」でも、トップに紹介されたのがニンニクでした。

ニンニクに含まれている成分で、血管にいいと注目されているのが、「アリシン」と「アホエン」です。

ニンニクは何も調理をしなければ無臭ですが、切ったり潰したりすると独特の臭いを放ちます。その正体がアリシンです。生のニンニクに含まれているある成分が分解されると、アリシンがつくられるのです。

このアリシンは、強力な殺菌・抗菌力を持っています。あまりに強いため、生でたくさん食べると胃や腸が荒れたり、血圧が高くなったりするほど。加熱する分にはいいのですが、**生で食べるときには一日3片程度に留めてください。**

アリシンには強力な抗酸化力もあり、がんの発生を抑えてくれるとも言われています。

これが、「デザイナーフーズ・ピラミッド」で頂点に立つ理由です。活性酸素が腸にも血管にも悪いということは、すでに書いたとおり。ですから、ニンニクの抗酸化力は、管にとって心強い味方です。

また、**血行を促進させて冷え性を解消したり、血栓ができるのを予防して動脈硬化を防止したりといった、血管にうれしい作用もあります。**

さらに、ニンニクは加熱すると、別の効能を発揮するようになります。加熱によってアリシンが「アホエン」というものに変わるのです。

アホエンは、血栓がつくられるのを予防する働きがあることが分かっており、脳梗塞や心筋梗塞のリスクを減らしてくれる可能性があります。

そのほか、**ニンニクは食物繊維も豊富です。特に水溶性食物繊維に富んでいるので、腸を整える効果も期待できます。**

ＥＰＡとＤＨＡが豊富な魚にニンニクを添えてホイル焼きにしたら、これに勝るものはないほど管に良い、しかも手軽で美味しい料理になります。

Q 9

納豆にかけるなら、どれが一番?

①オリーブオイル
②アマニ油
③ローストアマニ

③ローストアマニ

A 9

オリーブオイルとアマニ油、ローストアマニを比べる前に、まずは納豆についてお伝えしましょう。

納豆は原料である大豆の良さもありますが、その話はあとから出てくる豆乳の項目（Q11）にゆずるとして、大豆を発酵させることで、さらにさまざまな効果が生まれます。なかでも大きいのが、やっぱり腸内フローラのバランスを整えてくれることと、抗酸化力がより強いということです。

そして、納豆と言えば、一時期、「納豆のねばねばに含まれる『ナットウキナーゼ』という酵素には強力な血栓溶解《ようかい》作用があり、血液をサラサラにしてくれる」と、テレビの健康番組などで話題になりました。スーパーから納豆が消えた時期もありました。

ただ実際には、ナットウキナーゼが血栓を溶かすということが試験管の中での実験では証明されていても、果たして「私たちの体の中でも同様のことが起こるのか?」は、はっきりとは証明されていませんでした。

むしろ、胃や腸で分解される上、たとえ分解されずに腸まで届いても、ナットウキナーゼは分子が大きいので、「ナットウキナーゼとして吸収されて血管に入ることはないだろう」という意見が、専門家の間では多数派でした。

つまり、ナットウキナーゼが血栓溶解作用を持つことと、納豆が血栓を溶かしてくれるかどうかは別の話ということです。私も、納豆を食べたからといって、血液がサラサラになることは期待できないだろうと考えていました。

ところが最近、試験管の中ではなく、納豆を食べた後の血液の変化を調べた研究で、「血液の粘度が低下した」という新たなデータが出てきています。しかも一回食べただけでも、健康な人でも効果が見られ、なおかつ、連日、継続して食べることで血栓が少しずつ溶けていったという報告もあります。

汚名返上ではないですが、**納豆は発酵食品として腸に効くだけではなく、ナットウキナーゼが血管を守ってくれることも、改めて分かってきたのです。**

さて、納豆が腸にも血管にも良いことが分かったところで、本題に入りましょう。

本題は、「オリーブオイルとアマニ油、ローストアマニのどれをかけて食べるか」でした。

アマニ油とは、亜麻という植物の種をすりつぶして抽出したオイルです。オメガ3系脂肪酸の「αリノレン酸」を含んだ植物油で、体内でEPAやDHAに変わります（より詳しく知りたい方は、拙著『人は血管から老化する』の「4章Q4」をご参照ください）。

アマニ油、ローストアマニなどのオメガ3系脂肪酸は、EPA、DHAをとるために、魚介類をあまり食べない人は特に積極的にとってほしい油です。

というのも、魚介類の油には最初からEPAやDHAの形で多く含まれていますが、アマニ油は摂取した後、体の中で一部がEPAやDHAに変わるからです。同じオメガ3系の植物油には、エゴマ油、シソ油などがあります。

ローストアマニは、亜麻の種を煎《い》って粒や粉末にしたものです。ですから、もちろん体内でEPAやDHAに変わります。

では、オリーブオイルはどうでしょう？

オリーブオイルは、オメガ3系でも6系でもなく、「オメガ9系脂肪酸」の一つです。サラダ油などのオメガ6系脂肪酸は、体内でアラキドン酸に変わり、EPAの良い働きを邪魔しますが、EPAの邪魔をしないオメガ9系脂肪酸は、オメガ3系の良きパートナーです。

増やしても問題ないどころか、悪玉のLDLコレステロールを減らして、善玉のHDLコレステロールの減少を抑えてくれることが分かっているので、動脈硬化を防いで、脳卒中や心筋梗塞を減らす効果が期待されています。そういう意味で、オリーブオイルは、オメガ3系脂肪酸の次に積極的にとってほしい油です。

つまり、**「1にオメガ3系（アマニ油、ローストアマニ）、2にオメガ9系（オリーブオイル）」が、私のおすすめ順です。**

また、オメガ3系脂肪酸は熱に弱いため、加熱調理には使えません。

「加熱調理には、熱に強いオメガ9系のオリーブオイルを使い、納豆にかけたり、ドレッシングやディップ、ジュースに加えたりといった非加熱の料理ではオメガ3系を積極的に使う」のがベストです。

ここで、「アマニ油とローストアマニだったら、どちらも同じでは？」と気になっている方もいるかもしれませんね。どちらも同じアマニなので、αリノレン酸を含むオメガ3系脂肪酸ですが、大きく違うのは、**ローストアマニはＥＰＡとＤＨＡがとれるだけではなく、ごていねいに食物繊維も含まれているということです。しかも、より不足しがちな水溶性食物繊維がたっぷり含まれています。**

アマニ油のほうは、オイルを抽出する過程で食物繊維はすべて取り除かれてしまいます。

また、アマニ油だけではなく、オメガ3系の植物油はすべて非常に酸化しやすいため、保存が利きません。開封後、1カ月以内をめどに使いきってほしいのです。その点、粒や粉末のローストアマニは酸化しにくいので、より使いやすいかもしれません。

●脂肪酸の種類

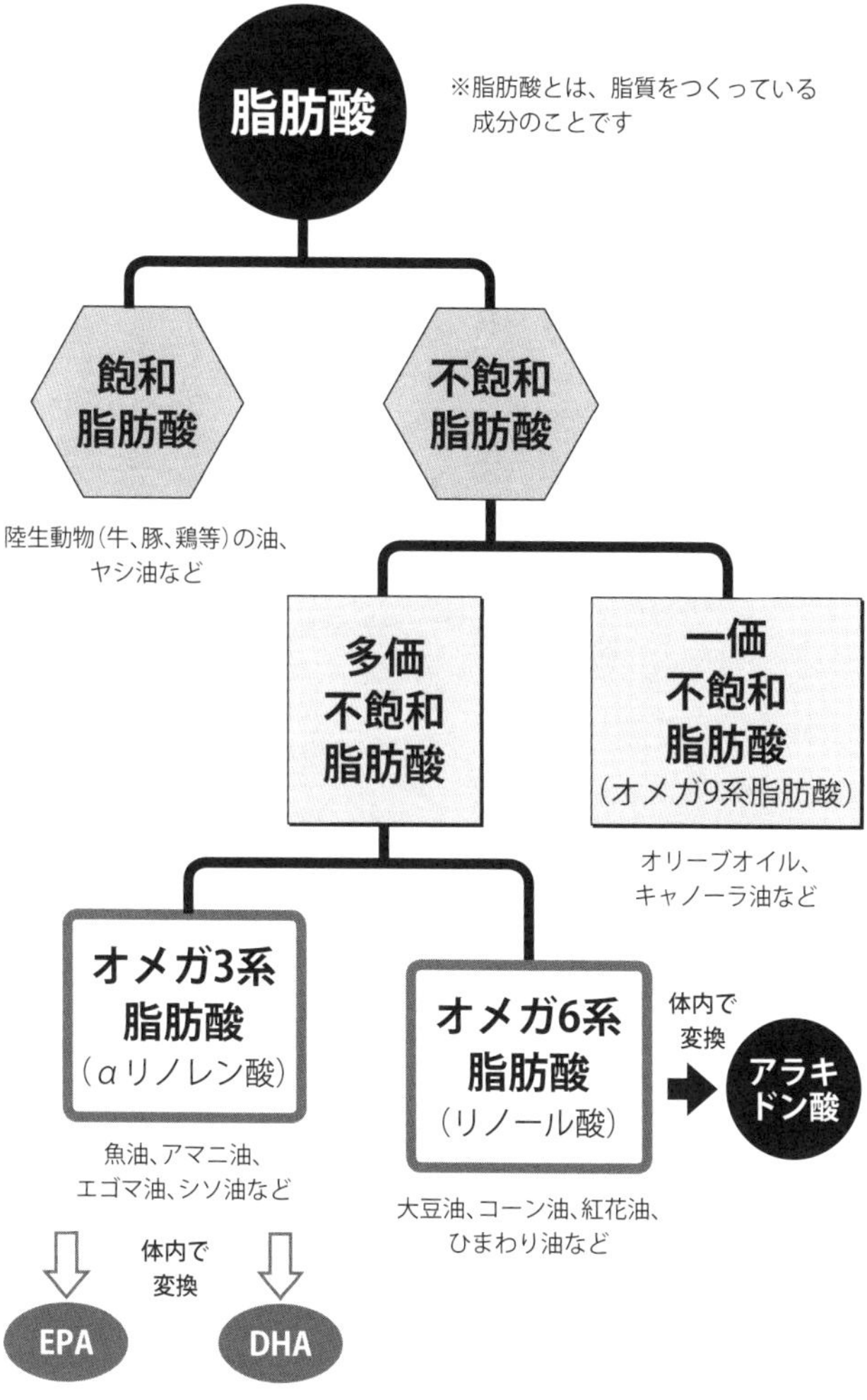
脂肪酸
※脂肪酸とは、脂質をつくっている成分のことです
飽和脂肪酸
陸生動物（牛、豚、鶏等）の油、ヤシ油など
不飽和脂肪酸
多価不飽和脂肪酸
一価不飽和脂肪酸（オメガ9系脂肪酸）
オリーブオイル、キャノーラ油など
オメガ3系脂肪酸（αリノレン酸）
魚油、アマニ油、エゴマ油、シソ油など
体内で変換
EPA
DHA
オメガ6系脂肪酸（リノール酸）
大豆油、コーン油、紅花油、ひまわり油など
体内で変換
アラキドン酸

油の使い方に関して、私が患者さんにおすすめしているのは、次の3点です。

●体内でアラキドン酸に変わるオメガ6系脂肪酸（サラダ油など）を減らす
●体内でEPAとDHAに変わるオメガ3系脂肪酸（アマニなど）を積極的にとる
●加熱調理には、オリーブオイルを使う

私は、普段から小分けされたローストアマニを持ち歩いて、普通の食事にオメガ3系をプラスして、栄養的に〝ワンランク上の食事〟に変えています。

肉料理にもラーメンにも甘いものにも、意外と何にでも合うので、いろいろ試してみてください。「ヨーグルトにローストアマニ」も、乳酸菌と食物繊維、EPA、DHAを一緒にとれておすすめです。

Q 10

管に〝より良いうどん〟は、どっち？

①かけうどん
②冷やしうどん

②冷やしうどん

A 10

「かけうどん」と「冷やしうどん」。

温かいうどんがいいのか、冷たいうどんがいいのかという違いです。

そう聞くと、「夏は冷やしうどん、冬はかけうどん！」といった声が聞こえてきそうですね。あるいは、「冷たいものは体を冷やすというから、かけうどんの方が良いのでは？」という人もいるかもしれません。

確かに「冷たい食べ物はお腹を冷やす」とよく耳にしますよね。でも、温かいほうがいいものばかりではないのです。

炭水化物は、温めて食べるよりも、冷やして食べるほうがおすすめです。

通常、炭水化物は、糖分として血管に吸収されます。うどんは、ご飯やパンと同じように主にデンプンでできているので、体内ではブドウ糖に変わって吸収されます。そうすると、食べた直後に一気に血糖値が上がり、血管に悪い食後高血糖を引き起こしてしまう。すい臓が「インスリン」というホルモンを分泌して血糖値を下げてくれるのですが、血糖が上がったり下がったりするのも、血管に余計な負担がかかって良くありません。

また、余分なブドウ糖は脂肪細胞に蓄えられて内臓脂肪になってしまいます。内臓脂肪が増えると、動脈硬化の原因になるということは、2章ですでに説明したとおりです。

ところが、一度熱を加えられたあとで冷やされたデンプンは、一部が「レジスタントスターチ」というものに変わるのです。レジスタントスターチは、体内で水溶性食物繊維と同じような働きをしてくれます。

つまりは、**食べても血糖値を上げない上、消化されにくいので大腸まで届いて善玉菌のエサとなり、腸内環境を整えてくれる。控えるべき炭水化物が、冷やすだけで管にやさしい存在に様変わりするのです。**

おもしろいですよね。

しかも、「冷やして食べる」と言っても、キンキンに冷やして食べなければいけないわけではありません。4～5度程度に冷やすと最もレジスタントスターチが増えると言われていますが、一度冷やしたものを常温に戻してもレジスタントスターチの量はあまり変わらないようです。ただ、60～70度以上になると、再び元の炭水化物に戻ってしまうので、温めなおすのはダメ。

ところで、この話は、うどんだけではなく、もちろんご飯やパン、そのほかの麺類でも同じです。私は、血管を悪くする食後高血糖を防ぐという意味で、「プチ糖質制限」をすすめています。糖尿病の治療は別として、一般の人は主食やお菓子類などの糖質をゼロにする必要はないでしょう。ご飯を半分にするとか、夕食だけ炭水化物を抜くとか、少しだけ制限するのが、私がすすめる「プチ糖質制限」です。

ただ、「今日は炭水化物を食べたい！」と思う日もあるかもしれません。そういうときには、冷蔵庫で冷やしてから常温に戻して食べてはどうでしょうか。レジスタントスターチが一番増える4～5度というのは、ちょうど冷蔵庫の温度と同じくらいです。

あるいは、コンビニでご飯ものを買うとき、「温めますか？」と聞かれますよね。そのときに、「はい、お願いします」と言いそうになるのをぐっとこらえて、「いいえ、結構です」とお断りする。それだけで、じつは腸と血管を守っていることになります。

Q 11

豆乳を飲むなら、いつが〝より良い〟？

①食前
②食後

A11

①食前に飲む

「なぜ食前に飲んだほうがいいのか」を説明する前に、そもそも豆乳は、腸と血管に良いのでしょうか？

「健康に良さそう」という印象は、おそらくみなさん持っていると思います。

では、「豆乳の何がいいのか」、具体的な理由を紹介しましょう。

まず、大豆独特のえぐみを感じさせる**「大豆サポニン」**には抗酸化力があり、腸と血管の老化を防いでくれます。また、大豆サポニンは、血液中の余分なコレステロールや中性脂肪を洗い流して動脈硬化を予防したり、小腸で糖が吸収されるのを抑えて肥満を予防してくれるといった働きもあります。

豆乳には、**「レシチン」**という良質な脂肪酸も含まれています。「レシチン」という名前、この本のなかでもすでに登場しているのですが、覚えていますか?

3章で、腸内環境の良し悪しによって、動脈硬化を予防する働きもすれば、動脈硬化を促すものに変化することもある——と紹介したのがレシチンでした(99ページ参照)。

ただ、基本的には〝いいヤツ〟なのです。レシチンは、悪玉コレステロールを低下させてくれるほか、脳の神経細胞をつくる材料にもなり、認知症の予防・改善にも効果があると言われています。

さらに、腸が喜ぶ水溶性食物繊維とオリゴ糖も含まれているし、カリウムも豊富。カリウムは余分なナトリウムを排出して血圧を下げてくれる効果があります。

豆乳は腸と血管にやさしいことが分かったところで、なぜ、食前に飲んだほうがいいのでしょう?

それは、前述した効能のうち、あることが関係しています。勘の良い方はもうお気づきかもしれませんね。

豆乳は水溶性食物繊維が豊富だから、です。

よく「野菜から先に食べましょう」と言いますね。手軽なダイエット法として有名な「食べる順番ダイエット」でも、最初に野菜を食べることが鉄則です。

なぜ先に野菜を食べるといいのかと言えば、糖質の吸収がゆるやかになり、血糖値が一気に上がるのを避けられるからです。

血糖値が急上昇すると、使いきれずに余ったブドウ糖が脂肪細胞に蓄えられて内臓脂肪になってしまうので、血糖値の急上昇を予防するということは、内臓脂肪が増えるのを防ぐことにもつながります。

豆乳を食前に飲むのも、「野菜を先に食べる」のとまったく同じメリットが期待できるのです。野菜を先に食べたほうがいいということは定着してきて、健康意識の高い人はすでに実践していることでしょう。

でも、食物繊維が豊富という印象があまり強くない豆乳は、ノーマークだったのではないでしょうか。

5章

“腸と血管”が若返る!
池谷式エクササイズ

運動が腸内フローラと血管を変える！

体を動かす機会が減ってから太った、体が冷えやすくなった、疲れやすくなった……など、運動不足から不調を感じるようになった人は多いのではないでしょうか？

私自身も、あまりに忙しくて運動をするゆとりもなく体重も増えっぱなしだった20代後半から30代半ばにかけては、若かったにもかかわらず、50代半ばとなった今よりもよっぽど疲れやすく、見た目もオジサン化していました。おそらく、管のコンディションがガタ落ちだったのでしょう。運動不足は、やっぱり管を悪くします。

「運動が腸内フローラを改善する」という研究結果も出ています。

アイルランドで行われた研究では、40人のプロラグビー選手と、46人の健康だが運動をしていない男性の腸内フローラを比べたところ、ラグビー選手の腸内フローラのほうが腸内細菌の種類が豊富であることが分かりました。しかも、肥満を防ぐ働きをすると言われている腸内細菌がより多かったことも報告されています。

「プロのラグビー選手と比べられても……」と思うかもしれませんが、私はプロのスポーツ選手並みの運動までいかなくても、というより、むしろ激しくない運動のほうが、管を若返らせると確信しています。

それは、運動不足だったころの自分自身の体験から身に染みて実感しているほか、運動が腸と血管にもたらす効果を考えると、やっぱり必要だからです。

- **体を動かすと、全身の血液の巡りが良くなって、腸の血流も良くなる**
- **適度な運動でリラックスすると、副交感神経が優位になって血管がしなやかに開き、腸の動きもスムーズになる**
- **血液の循環に重要なふくらはぎの筋肉、排便に必要なお腹の筋肉が鍛えられる**
- **管に悪さをする内臓脂肪が減る**

いいことづくめですよね。運動をしないということは、これらの恩恵をみすみす手離すことになるわけです。

NO《エヌオー》(一酸化窒素)が血管を若返らせる

もっと直接的に、運動が血管を若返らせてくれることも分かっています。

つまり、「副交感神経が優位になるから」「筋肉が鍛えられるから」「内臓脂肪が減るから」ではなく、**体を動かすという行為そのものが、すぐに血管に直接影響を与えるのです。**

「運動で内臓脂肪が減れば、管が若返る」というだけだと、脂肪が減ってくるまでにはある程度時間がかかりますね。そうではなく、その場ですぐに効果が出ます。

たとえば、マッサージを受けると、その場でコリがほぐれたような心地よさを感じますね。そんな風に、**運動は血管にとって、とても〝心地よいもの〟なのです。**

血管は、いちばん内側にある血管内皮細胞が傷つくことから老化がはじまると説明しました。言い方を変えると、血管内皮細胞が傷つかなければ、血管の老化ははじまらないということです。

運動は、血管の健康のカギを握っている血管内皮細胞を元気にしてくれます。

運動をして筋肉を動かすと、筋肉細胞から「ブラジキニン」と呼ばれる物質が放出されます。ブラジキニンは、血液中のブドウ糖を細胞内に吸収しやすくして、血糖値を下げてくれます。

また、ブラジキニンにはもう一つ、とてもうれしい作用があります。それは、血管内皮細胞を刺激して、「一酸化窒素（ＮＯ《エヌオー》）」の分泌を促してくれることです。

一酸化窒素と聞くと、あまりいい印象はないかもしれません。大気中のＮＯは公害の原因ともなる悪者ですが、**血液中のＮＯは血管を若返らせてくれる天然の薬のようなもの。血管を広げる作用を持ち、ＮＯが分泌されると、全身の血管が広がり、血流が良くなり、血圧が安定するのです。**

さらに、ＮＯは傷ついた血管を修復するメンテナンス係でもあります。**血管内の炎症やコブを修復し、動脈硬化が進むのを防いでくれたり、血栓ができないように働いて血管が詰まる原因を取り除いてくれたりするのです。**

ＮＯの分泌が減ると、血管はお手入れをされないままになり、血管内皮細胞がさらに衰え、NOの分泌量もさらに減るという悪循環に陥ってしまいます。ですから、運動によってNOの分泌を増やすことがとても大事です。

「NOが分泌されて、血管が広がっているんだ!」「NOが血管をメンテナンスしてくれているんだ!」と思うと、体を動かすことがちょっと楽しくなりませんか?

実感がわかなければ、手のひらをぎゅーっと5秒ほど握ってから、パッと広げてみてください。なんとなくじわーっと心地よく感じませんか? これが、NOがバンバン出ている感覚です。

正座をしたあとで立ち上がると、足がジーンとしびれますよね。あれも、NOが出ている証なのです。血管が収縮・拡張することでNOはバンバン出てきます。

そして血管がしなやかに広がると、全身のすみずみまで酸素や栄養がスムーズに行き届き、老廃物が回収されて、全身の細胞が若返るのです。

体を動かしたあとは、スッキリさわやかな気分になりますよね。同じように、全身の細胞たちもスッキリとしているのです。

激しい運動は腸をつまらせる

管のコンディションを良くするには運動が欠かせないとはいえ、あまり激しい運動はおすすめしません。

かえって管を詰まらせてしまうからです。

ハードな運動は、自律神経のうち交感神経のほうを活発にしてしまいます。腸は、副交感神経が優位なときに動くので、交感神経が活発になると腸は詰まってしまうのです。

マラソンをすると、ぎゅーっとお腹が痛くなることがありますよね？

あれは、腸が動かなくなってガスがたまるから。だから、副交感神経優位のままリラックスしてできる運動、一見チンタラとした動きが、管にはいいのです。

患者さんに「運動していますか？　運動してくださいね」とアドバイスすると、「分かりました！」と張り切って、慣れないハードな運動に励んでしまうか、まったく運動をしないかのどちらか、というケースが多いです。その中間をお願いしたいのですが……。
急にハードな運動をすると、心筋梗塞や脳卒中を予防するどころか、血管や心臓に過度な負担がかかり、それらを起こす原因になってしまいます。

まずは、チンタラとした運動からはじめましょう。今回、運動が苦手な人でも「これだったら私もできるかな」と思ってもらえるような2種類の運動を考えました。

2種類の運動はどちらも、

①NOの分泌を促すこと
②腸のぜん動運動を促すこと

の2つを同時に行うところがミソです。だから、腸と血管に効果てきめんです！

毎日続けてほしいので、簡単で心地よくて、楽しくできる運動になっています。

では早速、次のページから、管を若返らせる2つの運動を紹介します。ぜひ一緒に行いましょう！

「クダクダ体操」——全身の管が開く！ 寝ながらできる！

管を若返らせる運動のひとつめは、その名も**「クダクダ体操」**です！

腸と血管という2つの管に効くから、「クダクダ」。なおかつ、「ぐだぐだ」しながらできるという意味合いも込めています。

体が疲れているとき、「ストレスがたまっているなー」と感じるときのリラックス法としてもおすすめです。あるいは朝「これから一日がんばろう！」というときにも、ぜひ！全身の細胞を活性化してくれます。

手足が冷えて眠れないときに、布団をかけたままで行ってもいいでしょう。丸めた体を開いてゴロゴロ転がっているうちに、毛細血管も開いて血流が良くなり、体も温まってきます。もちろん腸の血行も良くなって、腸の動きも良くなります。

まさに、全身の管を全開にしてくれる運動です。

早速、やり方を紹介しましょう。びっくりするほど、簡単です。

①あおむけに寝る
（畳、床、ベッドの上などどこでもＯＫ）

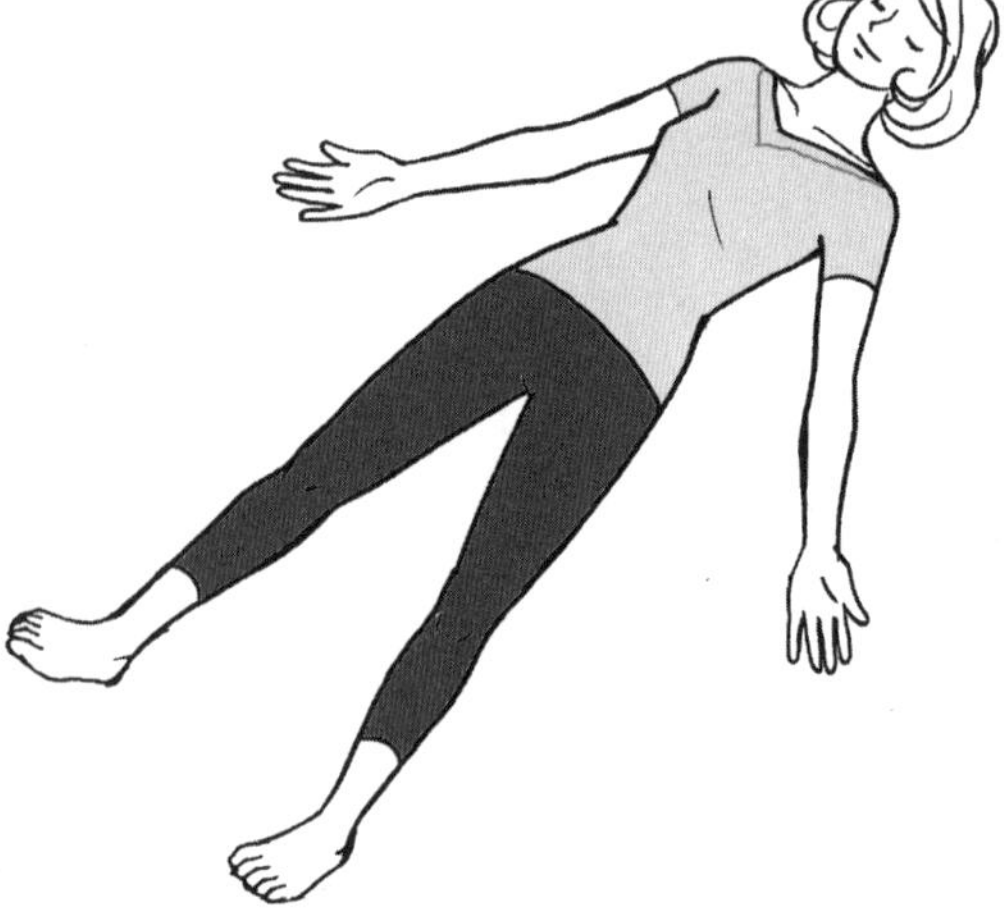

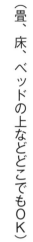

全身の力を抜いてリラックス

②ゆっくりと息を吐きながら、
両手で両ひざを抱えて丸くなる
（できるだけコンパクトになるように）
そのまま30秒間キープ

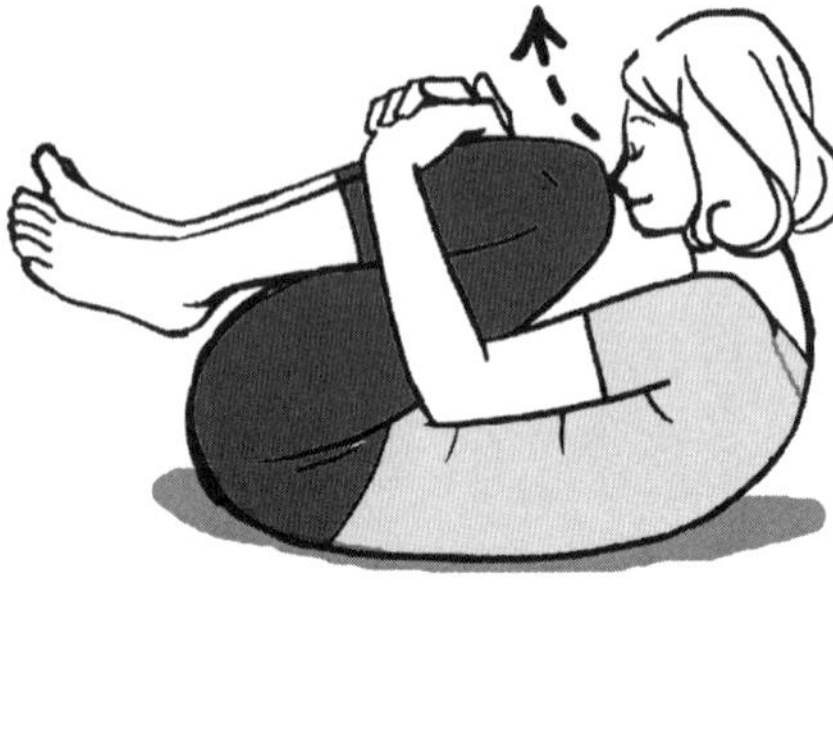

息を止めない。
力まずに呼吸をしながら

③手足を広げ、丸まっていた体を
気持ちよく伸ばす
手足は突っ張らずに脱力
背中全体を床にあずけてリラックス

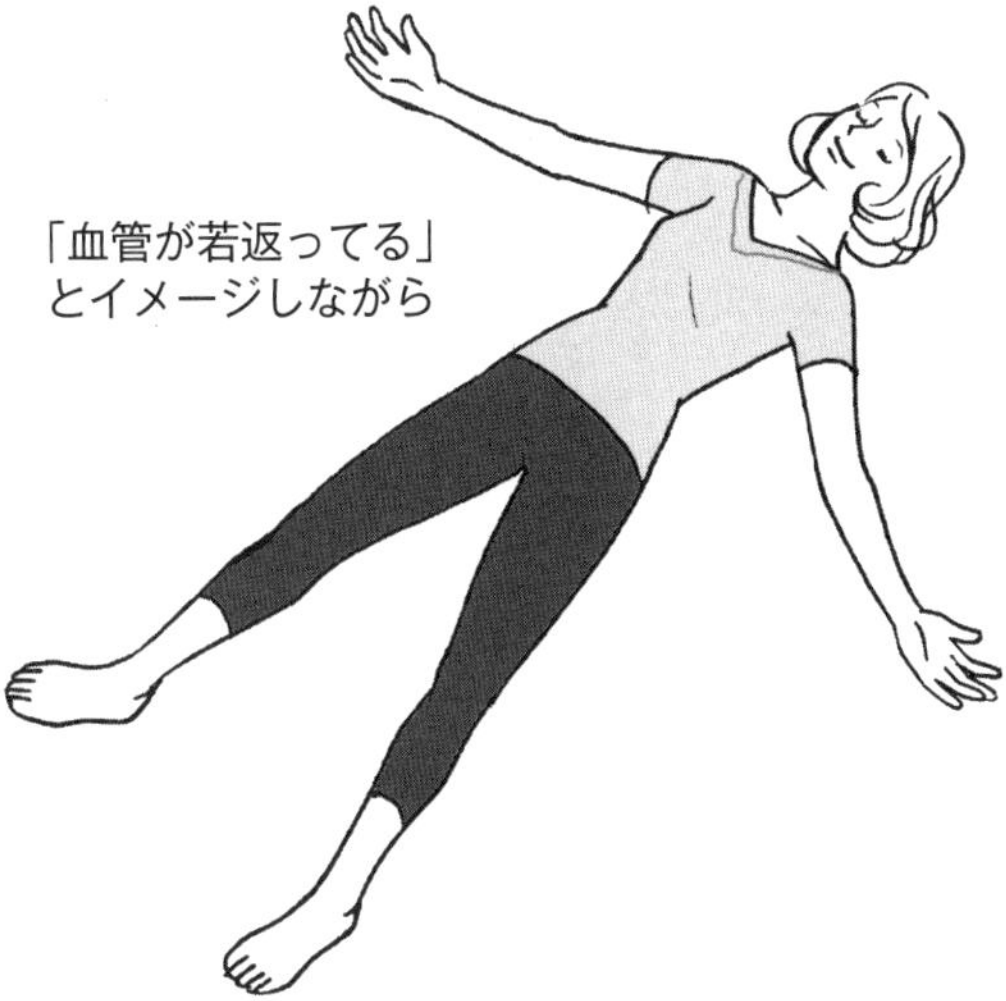

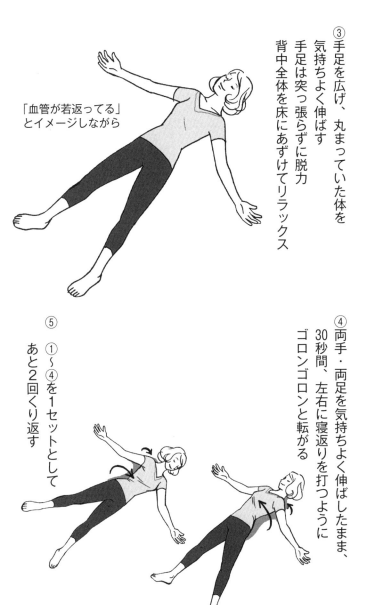

「血管が若返ってる」
とイメージしながら

④両手・両足を気持ちよく伸ばしたまま、
30秒間、左右に寝返りを打つように
ゴロンゴロンと転がる

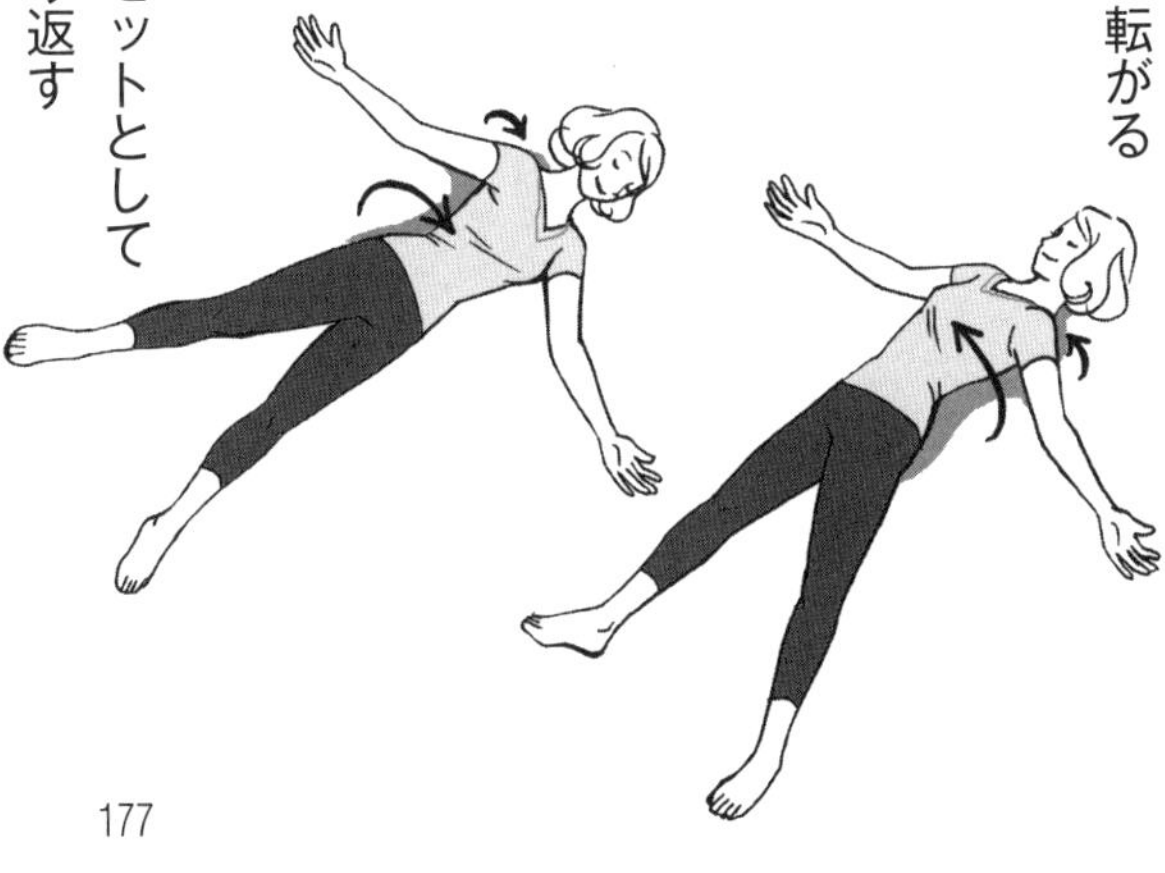

⑤
①〜④を1セットとして
あと2回くり返す

30秒間丸まったあと、気の向くままに30秒間ごろごろ転がる。
それを3回繰り返すだけ、という体操です。
カンタンでしょう？

②の丸くなるときには、あまり力まないようにしてください。あくまでも〝グダグダ〟とリラックスしながら。ちょっと口を開いて息を止めないようにしましょう。

③で、丸めていた手足をバーンと伸ばすと、じわーっと気持ちがいいですよね？　血管のメンテナンス係「NO《エヌオー》」がバンバン出ている証拠です。「あー、血管が若返っているなー」と想像しながらリラックスしてください。

④で手足を伸ばしてゴロンゴロンと気の向くままに転がっていると、お腹がいい感じにねじれて、腸を動かしてくれます。

どうでしょう？

どんなにものぐさな人でもできますよね。運動というより、グダグダ・ゴロゴロしているだけのように感じるかもしれませんが、それでいいのです。

何もしないより、はるかにいいので、

「自分の管は若いんだろうか、老けているんだろうか」

なんてアレコレ考える前に、とりあえず〝クダクダ〟しましょう！

イスに座って、ずっとテレビの健康番組を見ていても、腸も血管も若返りません。まずは少しでも体を動かすことが大切なので、「クダクダ体操」を、体を動かすきっかけにしていただければと思います。

「腸刺激バージョン・ゾンビ体操」

2つめの運動は、**「腸刺激バージョン・ゾンビ体操」**です。

血管を若返らせる運動として「ゾンビ体操」というものを考案して、これまでにも何度か紹介してきました。ゾンビのように両手をだらりと垂らして、前後にゆらしながら、その場で足踏みをするだけ。これもシンプルな運動です。

今回は、このゾンビ体操の「腸も一緒に動かす」バージョンを紹介しましょう。

このゾンビ体操は、だらだらしているように見えますが、いろいろな効果が盛り込まれています。

まず、**上半身も下半身も使う全身運動になっていて、筋肉や骨に適度な負荷をかけるので、お腹、腰、太もも、ふくらはぎの筋肉と骨を丈夫にしてくれます。筋肉がつけば、血液を押し出すポンプの力が強まって血行も良くなるし、免疫細胞も活性化されて免疫力も上がります。**

それでいて、肩や腕の力を抜いて〝イヤイヤ〟をしているうちに体の緊張がほぐれ、リラックス効果もバツグン。ストレス発散にもなるし、腸管と血管の両方の流れを促してくれます。

トイレに行きたくなるかもしれないので、トイレに行きやすい環境で行ったほうがいいかもしれません。

①腹に力を入れ、背筋をまっすぐに伸ばして基本姿勢をとる

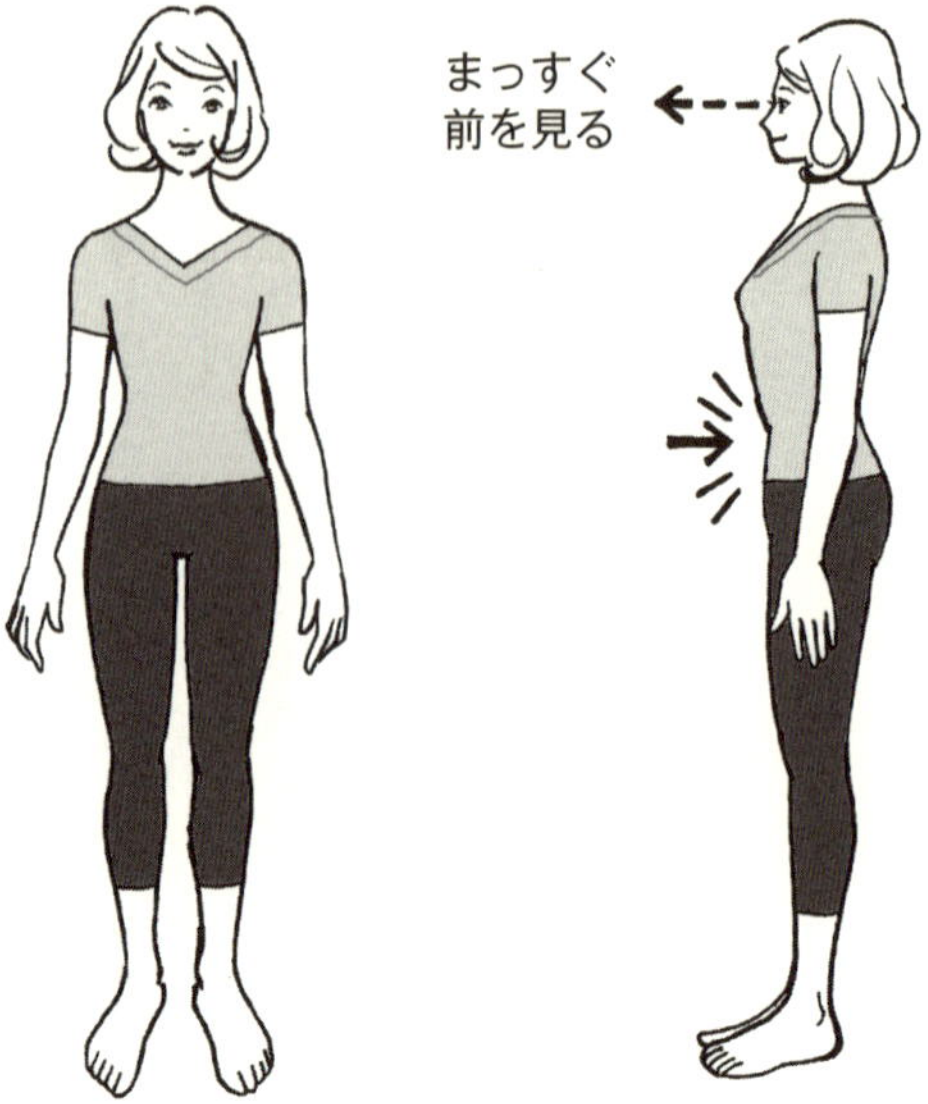

②その場で足踏みをする（慣れてきたら軽いジョギング程度のスピードで）

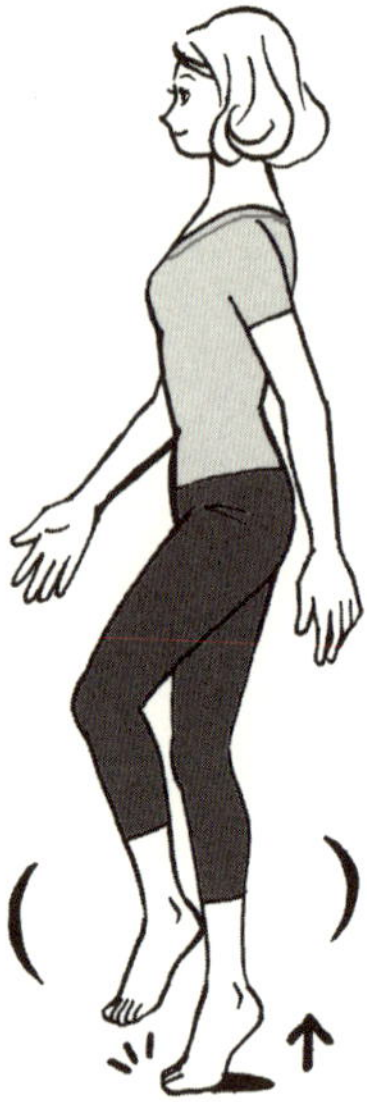

③足踏みをしたまま、
両手をだらりと垂らして、
肩を前後にゆするように
両腕をブラブラさせる
（子どもが〝イヤイヤ〟をするイメージで）
【1分間】

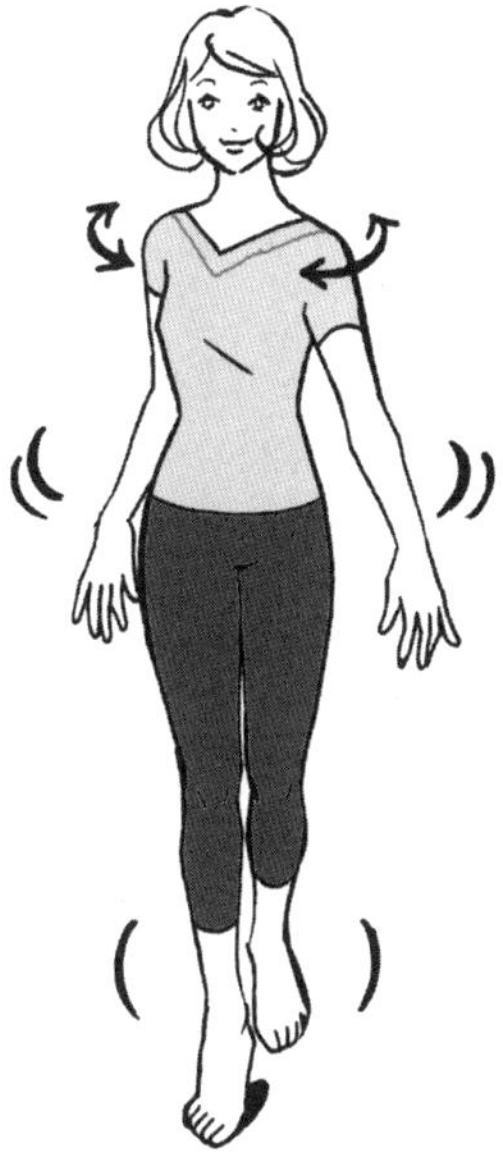

④足踏みを止め、上半身を左右にひねる
（「でんでん太鼓」のイメージ）
【30秒間】

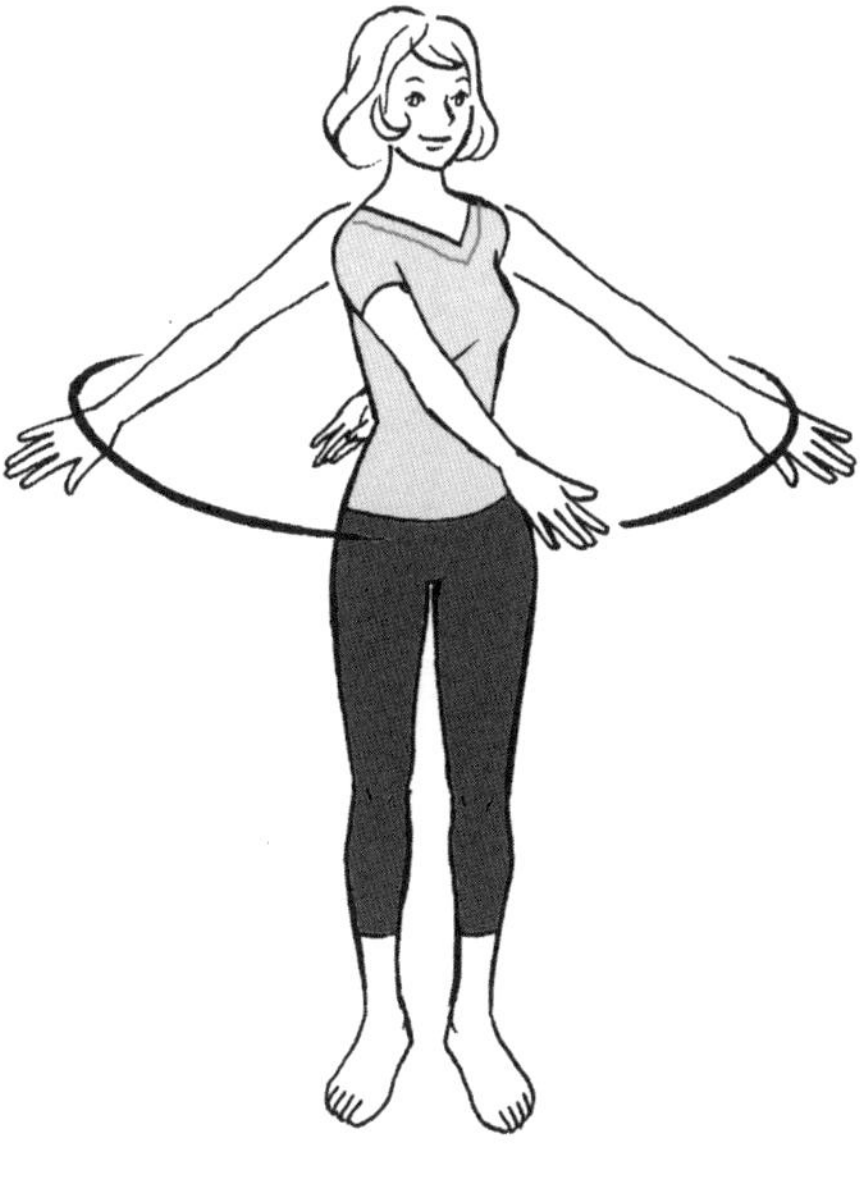

⑤　①～④を1セットとして、
あと2回くりかえす

「足踏みをしながら〝イヤイヤ〟をする（③）」動きを1分間したら、30秒間、「でんでん太鼓（④）」になる。これを3回くり返すのが基本です。

慣れないうちは、1分間の「足踏み＋イヤイヤ」が長く感じるかもしれません。キツイときには30秒、あるいは15秒からでもかまいません。逆に慣れてきて物足りなく感じたら、足踏みのスピードを上げて、その場でジョギングをするように足を動かしましょう。

〝イヤイヤ〟の動きのときに肩を前後に大きく動かすことと、④で「でんでん太鼓」をすることが、「腸刺激バージョン」のポイントです。上半身をひねる動きで、腸が心地よく刺激されます。腸と血管、両方の機能を同時に良くしてくれるのです。

「老けない血管になる腸内フローラの育て方」がこの本のテーマです。

腸の話になると、みなさん、「何を食べるか」「どう食べるか」ばかりを気にしますが、運動で腸を刺激すること、血管内皮細胞を活性化することも欠かせません。

「クダクダ体操」と「腸刺激バージョン・ゾンビ体操」で、腸と血管に心地よい刺激を与えてあげてください。

おわりに――〝オンリーワン〟の腸内フローラを最高に活かしましょう

私はよく、人の体と血管を「桜の木」にたとえます。

太い幹は動脈。広がる枝葉や根は毛細血管。そして桜の花は、全身の細胞の健康です。

桜の花が満開に咲くかどうか（全身が健康でいられるかどうか）は、根っこや広がる枝葉が若く健康でしなやかかどうか（全身の血管が若く健康でしなやかか）で決まります。

一方で、太い幹がポキッと折れたら（血管事故を起こしたら）、花を咲かせるどころか、命にかかわります。

いっぽう、この桜のたとえでいえば、腸は土のようなものです。

土にはいろいろな微生物（腸内細菌）が住んでいて、土壌を豊かなものにしてくれています。加えて、いい肥料や十分な水（いい食べ物）を与えられると、微生物も元気になり、土ももっと豊かになって、そのいい栄養を根っこ（血管）が吸収して、幹や枝葉（全身の血管）も元気になっていきます。

桜の花の美しさを支えているのは、幹や枝葉、根っこや土なのです。

ところで、桜には、ソメイヨシノや八重桜、河津桜などいろいろな種類があって、花びらの色や花のつき方、大きさなどは異なります。ソメイヨシノなのに八重咲きの花を咲かせようと思っても、無理な話ですね。ただ、どんな桜でも満開に咲けばきれいです。

人も同じようなもので、姿かたちは生まれたときにある程度決まっています。もともと童顔の人、美形の人、ちょっとふっくらしている人などさまざまです。若いころから実年齢よりも上に見られがちな人は、食事や運動に気をつけていても、もともと童顔の人よりも若くは見られないかもしれません。

でも、誰かと比べて「かなわないな」とあきらめて、生活習慣がすっかり乱れ、腸と血管が老けてしまえば、見た目ももっと老けてしまうでしょう。それは童顔の人だって同じで、悪い生活習慣のために腸と血管が老化すれば、せっかくの童顔も宝の持ち腐れで、〝童顔ぽいまま老けた人〟になってしまいます。美人だって、腸と血管が老化すれば、シワが増えたり、肌がくすんだりして〝昔はキレイだった老けた人〟になってしまうでしょう。

腸内フローラは、離乳期にその人の型がつくられますが、誰しも、若く元気に生きられる強み、個性、その人ならではの良さを持っています。コレステロール値はすぐに上がりやすいけれど血圧は上がらない、多少食べすぎても太らない、多少太っても糖尿病にはなっていない——。そんな風に、誰もがそれぞれに良さを持って生まれています。それは、〝オンリーワンの腸内フローラ〟がつくる体質です。

腸内フローラの話になると「便移植」のような、良い腸内細菌を取りこむ話になりがちですが、せっかく〝オンリーワンの腸内フローラ〟を持っているのですから、それを最高に活かしていただきたいと思っています。活かさずに、誰かと比べて、その人の良さを失ってしまうのは、とてももったいないことです。

管を若返らせることは、どこまでもストイックに完璧をめざすような健康法ではありません。でも、その人にとって〝いちばん輝ける体〟になれる、いちばんの近道です。

「老けない血管になる腸内フローラの育て方」は、まさにオンリーワンをめざす健康法、アンチエイジングなのです。

若い腸と血管を「育てる」ことを、これからも一緒にめざしましょう！

池谷敏郎

【巻末チェックシート】

あなたの血管は、いまどんな状態でしょうか。

下の「血管力セルフチェック」を、ぜひやってみてください。

さらにくわしく知りたい方は、「冠動脈疾患絶対リスクチャート」、「10年間で脳卒中を発症する確率 算定表」にトライしてください。それぞれ、万人単位の大規模な調査から作られたものです。いまから10年の間に、あなたが冠動脈疾患や脳卒中にかかる危険性を、めやすではありますが、数字で出すことができます（いずれも調査上の制限から一定の限界があり、絶対に確実とはいえません)。

血管力セルフチェック

チェック項目	リスク度
腹囲が男性で 85cm 、女性で 90cm 以上	1
日頃歩くことが少ない	1
満腹になるまで食べないと気がすまない	1
生活のリズムが不規則	1
完ぺき主義でイライラすることが多く、人には負けたくない	1
階段や坂を歩くのがつらい	1
下肢の冷えやしびれを感じる	1
親兄弟に心臓病や脳卒中になった人がいる	1
現在タバコを吸っている	3
脂質異常症と診断、またはその傾向ありと指摘されている	3
高血圧と診断、またはその傾向ありと指摘されている	3
糖尿病と診断、またはその傾向ありと指摘されている	3

↓

判定	
リスク度合計	めやす
0～2	血管力は正常と考えられる
3～5	血管力は低下している可能性がある
6 以上	血管力は低下している可能性か高い

冠動脈疾患絶対リスクチャート（一次予防）

注「冠動脈疾患」とは、主に心筋梗塞と狭心症のことを指します。

死亡率 0.5%未満　0.5%以上 1%未満　1%以上 2%未満　2%以上 5%未満　5%以上 10%未満

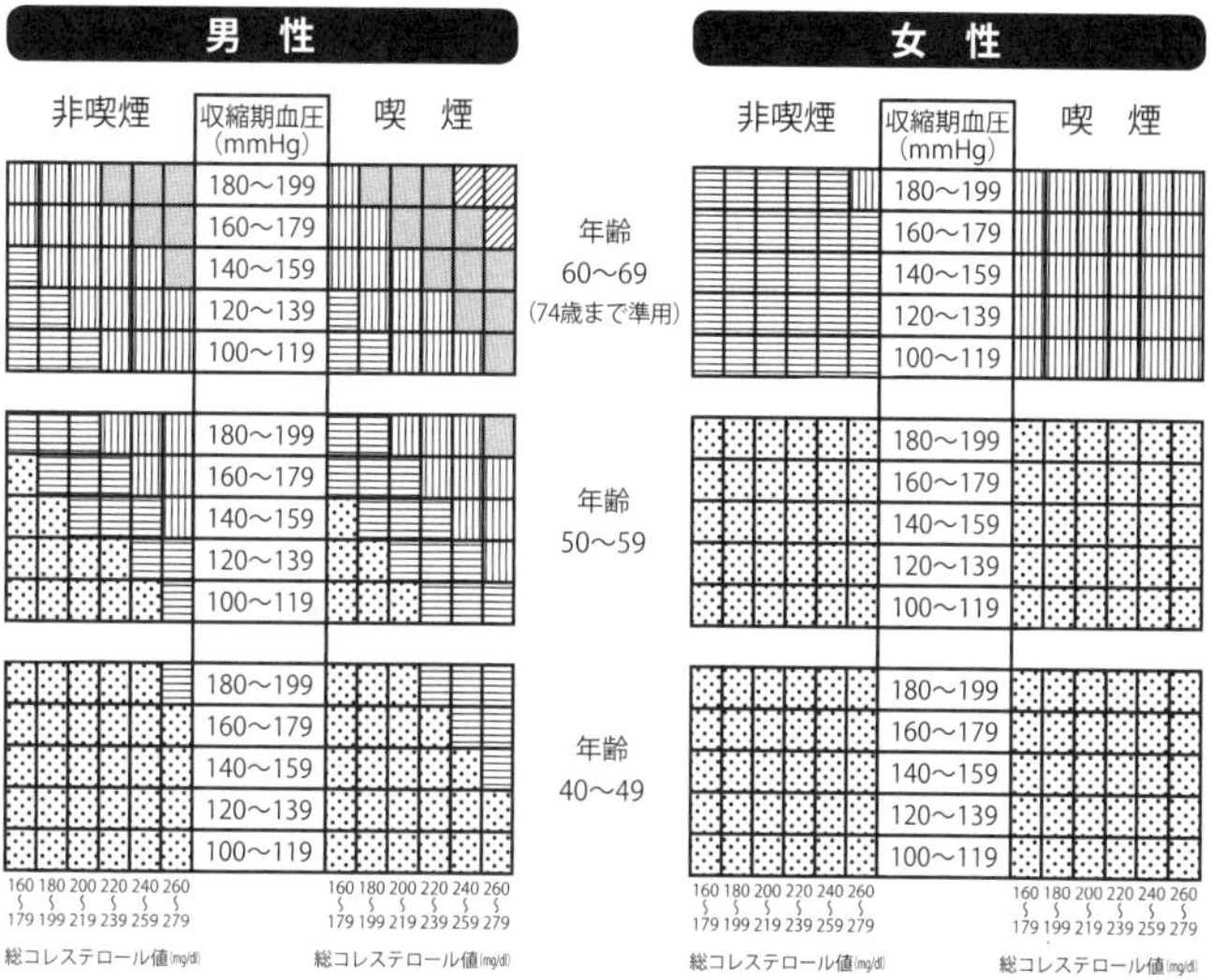

絶対リスクは危険因子の変化や加齢で変化するため、少なくとも年に一度は絶対リスクの再評価を行うこと。

【補足事項】

1）総コレステロール値 160 未満の場合は、160～179 の区分を用いる。
2）総コレステロール値 280 以上の場合は、260～279 の区分を用いる。
3）収縮期血圧 100 未満の場合は、100～119 の区分を用いる。
4）収縮期血圧 200 以上の場合は、180～199 の区分を用いる。
5）75 歳以上は本リスクチャートを適用できない。
6）血圧の管理は高血圧学会のガイドライン、糖尿病の管理は糖尿病学会のガイドラインに従って行う。
7）喫煙者は絶対リスクのレベルにかかわらず禁煙することが望ましい。
8）高血糖者、また糖尿病や慢性腎臓病患者などの高リスク状態では、このリスクチャートを用いることはできない。

（出典：日本動脈硬化学会（編）：動脈硬化性疾患予防ガイドライン 2012 年版．日本動脈硬化学会，2012「冠動脈疾患絶対リスクチャート（一次予防）」より一部を抜粋・改変／注は筆者による）

10年間で脳卒中を発症する確率 算定表

注「脳卒中」とは、主に脳梗塞と脳出血のことを指します。

年齢（歳）	点数
40～44	0
45～49	5
50～54	6
55～59	12
60～64	16
65～69	19

性別	点数
男性の場合	6
女性の場合	0

タバコを吸っている	点数
男性の場合	4
女性の場合	8

肥満度（BMI）	点数
25 未満	0
25 以上、30 未満	2
30 以上	3

※肥満度（BMI）：
体重（kg）÷身長（m）÷身長（m）

糖尿病	点数
あり	7

※糖尿病ありとは：
治療中または空腹時血糖値126mg/dl 以上

血圧	点数
降圧薬内服なしの場合	
120未満／80未満	0
120～129／80～84	3
130～139／85～89	6
140～159／90～99	8
160～179／100～109	11
180以上／110以上	13
降圧薬内服中の場合	
120未満／80未満	10
120～129／80～84	10
130～139／85～89	10
140～159／90～99	11
160～179／100～109	11
180以上／110以上	15

※血圧：収縮期／拡張期（mmHg）
最高血圧と最低血圧で点数の高いほう

すべての点数を合計する

合計点数	発症確率	血管年齢（歳）	
		男性	女性
10点以下	1%未満	42	47
11～17	1%以上、2%未満	53	60
18～22	2%以上、3%未満	59	67
23～25	3%以上、4%未満	64	72
26～27	4%以上、5%未満	67	76
28～29	5%以上、6%未満	70	80
30	6%以上、7%未満	73	83
31～32	7%以上、8%未満	75	85
33	8%以上、9%未満	77	90以上
34	9%以上、10%未満	79	-
35～36	10%以上、12%未満	82	-
37～39	12%以上、15%未満	85	-
40～42	15%以上、20%未満	90以上	-
43点以上	20%以上	-	-

（出典：国立がん研究センターによる多目的コホート研究HPより〔http://epi.ncc.go.jp/jpphc/〕
／レイアウトを一部改変、注は筆者による）

著者紹介

池谷敏郎〈いけたに としろう〉

医学博士。池谷医院院長。1962年東京都生まれ。東京医科大学医学部卒業後、同大学病院第二内科に入局。血圧と動脈硬化について研究。1997年、池谷医院理事長兼院長に就任。専門は内科・循環器科。現在も臨床現場に立つ。血管、血液、心臓などの循環器系のエキスパートとして、数々のテレビや、雑誌、新聞、講演など多方面で活躍中。東京医科大学循環器内科客員講師、日本内科学会認定総合内科専門医、日本循環器学会循環器専門医。

著書に、ベストセラー『人は血管から老化する』（青春新書プレイブックス）などがある。

老《ふ》けない血管《けっかん》になる
腸内《ちょうない》フローラの育《そだ》て方《かた》

青春新書 PLAYBOOKS

2016年6月25日　第1刷

著者　池《いけ》谷《たに》敏《とし》郎《ろう》

発行者　小澤源太郎

責任編集　株式会社プライム涌光

電話　編集部　03(3203)2850

発行所　東京都新宿区若松町12番1号　〒162-0056　株式会社青春出版社

電話　営業部　03(3207)1916　振替番号　00190-7-98602

印刷・図書印刷　製本・フォーネット社

ISBN978-4-413-21064-5

青春新書 PLAYBOOKS

“血管先生”池谷敏郎のベストセラー

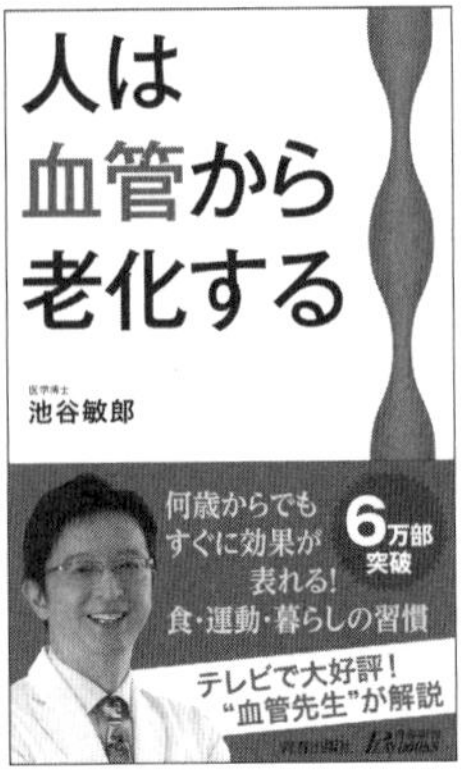

人は血管から老化する

◎「納豆とココナッツオイルを食べてるから大丈夫」は正しい?
◎「血圧、コレステロールはちょっと高めがいい」は本当?
◎ただの疲れ、いつもの冷えだと思っていたら…
◎「血管年齢が若ければOK」「血液サラサラなら大丈夫」ではありません
◎「夕食の30分後～お風呂まで」が運動のベストタイミング
◎「起きる時間を一定に、早起き」が睡眠のポイント
◎デスクワークの人、立ち仕事の人…それぞれのコツ

ISBN978-4-413-21053-9　本体1000円

お願い
ページわりの関係からここでは一部の既刊本しか掲載してありません。
折り込みの出版案内もご参考にご覧ください。

※上記は本体価格です。（消費税が別途加算されます）
※書名コード（ISBN）は、書店へのご注文にご利用ください。書店にない場合、電話または Fax（書名・冊数・氏名・住所・電話番号を明記）でもご注文いただけます（代金引換宅急便）。商品到着時に定価＋手数料をお支払いください。
〔直販係　電話03-3203-5121　Fax03-3207-0982〕
※青春出版社のホームページでも、オンラインで書籍をお買い求めいただけます。ぜひご利用ください。〔http://www.seishun.co.jp/〕